Anthonysamy David

Plantas curativas Remédios antigos Sistema de saúde secreto dos índios (Vaidoos)

Anthonysamy David

Plantas curativas Remédios antigos Sistema de saúde secreto dos índios (Vaidoos)

Sistema de Saúde Secreto dos Índios (Vaidoos)

ScienciaScripts

Cover image: www.ingimage.com

This book is a translation from the original published under ISBN 978-620-7-99888-3.

Publisher:
Sciencia Scripts
is a trademark of
Dodo Books Indian Ocean Ltd. and OmniScriptum S.R.L publishing group

120 High Road, East Finchley, London, N2 9ED, United Kingdom
Str. Armeneasca 28/1, office 1, Chisinau MD-2012, Republic of Moldova, Europe
Printed at: see last page
ISBN: 978-620-8-04854-9

Plantas medicinais Remédios antigos

Sistema de Saúde Secreto dos Índios (Vaidoos)

Dr. Anthony Samy David

Índice

Agradecimentos

Expresso a minha gratidão aos praticantes tradicionais de plantas medicinais, os Vaidoos de Maharashtra, Índia, por dedicarem o seu tempo à nossa entrevista e contribuiu para a realização deste trabalho. O trabalho não pretende que o As práticas dos Vaidoos baseiam-se em provas científicas, nem as propõe como substituto da medicina alopática. Este trabalho limita-se a afirmar que existem práticas tradicionais indígenas entre os praticantes tradicionais de plantas medicinais que podem curar eficazmente várias doenças em determinados indivíduos. Muitas pessoas recorreram a estas práticas para se curarem porque são eficazes.

medida que os efeitos secundários da medicina alopática aumentam e os custos do tratamento disparam, as práticas tradicionais com plantas medicinais estão a ganhar popularidade devido à sua proximidade, acessibilidade e potencial de cura; se forem bem sucedidas, podem optar pelo tratamento alopático. Agradeço a Gaurav Dhoom por ter fornecido os dados e a todas as partes interessadas que ajudaram. Agradeço também à minha Arquidiocese de Patna e à Província Jesuíta de Pune por me terem motivado a escrever este trabalho. Estendo a minha gratidão aos Provinciais de Pune, incluindo o P. Agnello M., o Dr. Stan F., o

Arcebispo de Patna Sebastialn Kalluprura, o P. James George, VG, e o P. Amal Raj, o Ecónomo.

Dr. Anthony samyDavid

Declaração de exoneração de responsabilidade e direitos de autor

Declaração de exoneração de responsabilidade

Este documento descreve o trabalho efectuado como parte de um programa de estudo no Xavier Institute of Natural Resource Management, afiliado à Savitribai Phule Pune University. Todos os pontos de vista e opiniões aqui expressos são da exclusiva responsabilidade do autor e não representam necessariamente os do corpo docente. É propriedade do Dr. Anthony Samy.

Dr. Anthony samy David
Instituto Xavier de Gestão dos Recursos Naturais
Ahmednagar, Maharashtra, 4141001

danthonysamy@gmail.com

Desvendando antigos segredos de cura:
Um mergulho profundo na medicina tradicional

Primeira edição: julho de 2024

Resumo do livro

A revisão da literatura investiga as práticas medicinais tradicionais de várias tribos e comunidades na Índia, centrando-se na utilização de plantas medicinais para tratar uma vasta gama de doenças. Estudos demonstraram que diferentes espécies de plantas têm sido utilizadas pelas suas propriedades terapêuticas no tratamento de doenças como a diarreia, iterícia, doenças de pele, doenças respiratórias, mordeduras de cobra, febre, entre outras. Existe uma grande quantidade de conhecimentos sobre a utilização eficaz de remédios à base de plantas nas práticas de cura indígenas.

Um aspeto fundamental salientado na literatura é a importância de documentar e preservar os conhecimentos medicinais tradicionais, especialmente nas comunidades tribais. A utilização de plantas medicinais desempenha um papel fundamental no fornecimento de remédios naturais e acessíveis para problemas de saúde comuns que afectam estas populações. Além disso, a investigação salienta o significado cultural de certas espécies de plantas e a sua eficácia no tratamento de doenças específicas com base em práticas tradicionais.

Vários estudos revelaram também o potencial de misturas de ervas no combate ao veneno de serpentes, mostrando as diversas aplicações de remédios à base de plantas na abordagem de desafios como as mordeduras de serpentes. A necessidade de explorar melhor as propriedades antimaláricas de plantas medicinais específicas e a sua utilização tradicional como febrífugos sublinha a importância de integrar o conhecimento indígena com a investigação científica para soluções holísticas de cuidados de saúde.

De um modo geral, a revisão da literatura demonstra os valiosos contributos das plantas medicinais para a resolução de um espetro de problemas de saúde e salienta a importância de integrar os remédios tradicionais à base de plantas nas práticas modernas de cuidados de saúde. Os estudos lançam luz sobre o rico património cultural das práticas curativas indígenas e sobre o potencial de alavancar as terapias à base de plantas para melhorar os resultados de saúde globais.

Literatura e plantas medicinais

- As comunidades indígenas da Índia têm uma rica tradição de utilização de plantas medicinais para tratar várias doenças.
- O conhecimento tradicional das plantas medicinais desempenha um papel crucial no fornecimento de remédios naturais e económicos para problemas de saúde comuns.

- A documentação e a preservação das práticas de cura indígenas são essenciais para a continuação da medicina tradicional.
- As misturas de ervas mostraram-se promissoras no combate ao veneno das serpentes, apontando para as diversas aplicações dos remédios à base de plantas.
- A integração dos conhecimentos indígenas com a investigação científica pode conduzir a soluções inovadoras no domínio dos cuidados de saúde que combinem abordagens tradicionais e modernas.

Esta extensa revisão abrange vários estudos efectuados sobre as plantas medicinais tradicionais utilizadas em diferentes regiões da Índia. Os investigadores exploraram a eficácia destas plantas no tratamento de uma vasta gama de doenças, desde mordeduras de cobra a perturbações menstruais. Os estudos destacam o rico conhecimento indígena dos curandeiros tradicionais e o potencial destes remédios à base de plantas na medicina moderna.

Um estudo importante centrou-se nas propriedades anti-veneno de cobra das plantas medicinais indianas, demonstrando o potencial para a criação de remédios à base de plantas de baixo custo e facilmente disponíveis para as vítimas de mordeduras de cobra. Um outro estudo investigou a utilização tradicional de plantas por comunidades tribais em diferentes regiões para o tratamento da febre e da malária, demonstrando a importância de preservar e utilizar os conhecimentos etnofarmacológicos.

Além disso, a revisão discute a utilização de plantas medicinais no tratamento de várias doenças, como distúrbios gastrointestinais, cancro e até mesmo a COVID-19. Os estudos sublinham a importância de preservar o conhecimento tradicional das plantas terapêuticas e de realizar mais investigação para validar a sua eficácia.

A investigação também lança luz sobre a utilização generalizada de plantas medicinais em diferentes regiões da Índia, demonstrando a sua eficácia no tratamento de doenças comuns como a febre, doenças respiratórias, perturbações das articulações, entre outras. Estas plantas são frequentemente consumidas por via oral, aplicadas externamente ou utilizadas para preparar remédios à base de plantas, como chás, pastas e decocções.

Práticas tradicionais das tribos do Bloco de Surgana

- As plantas medicinais indianas revelaram propriedades promissoras contra o veneno das serpentes, oferecendo potencial para o desenvolvimento de remédios à base de plantas com uma boa relação custo-eficácia para o tratamento das mordeduras de serpentes.

- As plantas medicinais tradicionais têm sido utilizadas por comunidades tribais em várias regiões para tratar febres, malária, doenças gastrointestinais e até mesmo a COVID-19, destacando a sua versatilidade na abordagem de diferentes problemas de saúde.
- Os estudos sublinham a importância de preservar os conhecimentos medicinais tradicionais e de explorar o potencial farmacológico dos remédios à base de plantas para as práticas modernas de cuidados de saúde.
- As plantas medicinais foram consideradas eficazes no tratamento de uma vasta gama de doenças, incluindo doenças respiratórias, dores nas articulações, cancro e doenças gastrointestinais. São frequentemente consumidas por via oral ou aplicadas externamente sob diferentes formas.
- A análise da utilização tradicional de plantas medicinais em diferentes regiões da Índia revela um rico património de remédios botânicos que oferecem potencial para soluções de saúde naturais e

rentáveis.

O estudo efectuado no bloco Surgana do distrito de Nashik realça o papel crucial das plantas medicinais nas práticas tradicionais de cuidados de saúde. Os remédios à base de plantas fornecidos pelos vaidoos locais não só oferecem um tratamento eficaz para várias doenças, como também constituem uma solução de cuidados de saúde económica e facilmente acessível para doenças comuns. Através de entrevistas com vaidoos, a investigação teve como objetivo identificar e promover a utilização de plantas medicinais que estão facilmente disponíveis na região, mostrando as suas propriedades curativas e diversas aplicações. O estudo lança luz sobre a importância de preservar e propagar espécies vegetais raras utilizadas na medicina indígena para salvaguardar as práticas de cura tradicionais.

A recolha de dados primários envolveu entrevistas presenciais com vaidoos de nove aldeias do taluka de Surgana, o que permitiu obter informações sobre a disponibilidade e a utilização de plantas medicinais para o tratamento de uma vasta gama de problemas de saúde. A metodologia de investigação centrou-se na compreensão da avaliação dos sistemas de saúde nativos através da lente dos vaidoos e do seu conhecimento tradicional das plantas medicinais. Foram identificadas várias espécies de plantas, como o Neem, o Kahandol, o Kortul e a Arjuna Sadda, pelas suas propriedades terapêuticas no tratamento de doenças específicas, como problemas de pele, fracturas ósseas, pedras nos rins e inchaço.

Os resultados do estudo sublinham a importância de explorar a sabedoria indígena dos vaidoos e de preservar o rico património de plantas medicinais da região. Ao documentar as propriedades curativas e as utilizações de diferentes partes de plantas, a investigação contribui com informações valiosas sobre a eficácia dos remédios tradicionais na resolução de problemas de saúde comuns. A avaliação das práticas de cuidados de saúde autóctones através das plantas medicinais oferece uma visão holística dos sistemas de cuidados de saúde que estão profundamente enraizados na natureza e dão ênfase a soluções naturais e sustentáveis para manter o bem-estar.

conservação, preservação e identificação das plantas medicinais

- As plantas medicinais desempenham um papel vital nas práticas tradicionais de cuidados de saúde no Bloco Surgana, oferecendo remédios eficazes e acessíveis para várias doenças.

- A investigação sublinha a importância de preservar as espécies vegetais raras utilizadas pelos vaidoos para garantir a continuação das práticas de cura tradicionais.
- As entrevistas pessoais com os vaidoos forneceram informações valiosas sobre a disponibilidade e a utilização de plantas medicinais para o tratamento de doenças comuns.
- Espécies de plantas como o Neem, o Kahandol e o Kortul foram identificadas pelas suas propriedades curativas no tratamento de problemas de saúde específicos, como doenças de pele, fracturas ósseas e pedras nos rins.
- O estudo sublinha a importância de compreender e promover a utilização de plantas medicinais como uma solução de cuidados de saúde sustentável e acessível para a população local em Surgana taluka.

Os resultados destacam as práticas medicinais tradicionais dos vaidoos que utilizam várias plantas para tratar problemas de saúde comuns. Plantas raras como Abrus Precatorius, Allium Sativum e Eucalyptus são utilizadas com moderação para tratar doenças como hemorróidas, constipações, tosse e dores de garganta. Além disso, plantas como Ziziphus Jujube e Trigonella Foenum Graecum mostram potencial para aliviar os sintomas de tosse e constipação. Os remédios tradicionais para a tuberculose e a sarna incluem plantas como a Acacia Catechu e a Terminalia Chebula.

Além disso, plantas medicinais como Acanthospermum Hispidum e Nyctanthes arbour-Tristis são exploradas para tratar a queda de cabelo, dores nas costas e dores nas articulações. Além disso, o estudo aprofunda a utilização de plantas como o Aloé Vera, Adansonia Digitate e Amaranthus Palmeri para tratar problemas como picadas de cobra, dores de dentes e cegueira nocturna.

Pesquisa efectuada entre os Vaidoos das tribos

- A investigação lança luz sobre as diversas práticas medicinais tradicionais utilizadas pelos vaidoos.
- Plantas raras como Catharanthus Roscus, Annana Squamosa e Aspidopterys Cordata têm potencial para tratar vários problemas de saúde.
- Os remédios tradicionais para a infertilidade incluem plantas como a Copparis Zeylancia, Cassia Fistula e Bignoniaceae.
- Plantas como Ficus Racemosa e Holoptelea integrateifolia são utilizadas pelo seu potencial no

tratamento de infestações de vermes e na cicatrização de feridas.

- O estudo sublinha a importância de explorar as plantas medicinais tradicionais pelos seus benefícios terapêuticos em práticas de cuidados de saúde alternativos.

O estudo investiga a utilização de plantas medicinais por curandeiros tradicionais conhecidos como vaidoos para tratar vários problemas de saúde numa aldeia do distrito de Nashik. Os resultados revelam que é utilizada uma vasta gama de plantas medicinais, com percentagens específicas de vaidoos que utilizam cada planta para diferentes doenças. Desde o tratamento da infertilidade até às dores de estômago, picadas de cobra, doenças de pele e outras, os vaidoos utilizam uma variedade de espécies de plantas pelas suas propriedades terapêuticas. O estudo destaca a prevalência de plantas raras utilizadas por menos de 10-20% dos vaidoos, sublinhando a riqueza dos conhecimentos e práticas tradicionais associados à medicina herbal.

A investigação salienta a importância de promover a utilização de plantas medicinais para doenças comuns como uma forma de tratamento acessível e económica, em especial nas zonas rurais onde o acesso aos cuidados de saúde modernos pode ser limitado. Ao estudar a disponibilidade destas plantas e as partes específicas utilizadas para o tratamento, o estudo lança luz sobre o valioso papel que os curandeiros tradicionais desempenham no fornecimento de soluções de cuidados de saúde nas suas comunidades.

Doenças comuns e práticas tradicionais com plantas

- O estudo explora a utilização de plantas medicinais pelos vaidoos numa aldeia de Nashik para vários problemas de saúde.
- Diferentes percentagens de vaidoos utilizam espécies de plantas específicas para tratar doenças que vão desde a infertilidade a doenças de pele.
- As plantas raras, utilizadas por menos de 10-20% dos vaidoos, são destacadas pelas suas propriedades terapêuticas únicas.
- Os curandeiros tradicionais desempenham um papel crucial no fornecimento de soluções de cuidados de saúde rentáveis, especialmente nas zonas rurais com acesso limitado à medicina moderna.
- A promoção da utilização de plantas medicinais para doenças comuns pode proporcionar opções de tratamento acessíveis e preservar as práticas de cura

tradicionais.

O estudo analisa a prática tradicional de utilização de plantas medicinais pelos vaidoos, curandeiros das zonas rurais da Índia, para tratar várias doenças. Através de um inquérito exaustivo, verificou-se que uma multiplicidade de plantas raras, conhecidas por uma mera fração dos vaidoos, tem um potencial significativo para tratar problemas de saúde comuns prevalecentes nestas comunidades. A investigação lança luz sobre a vasta gama de plantas medicinais utilizadas, desde a Jujuba Zizyphus para a tosse, constipações e dores de garganta até à Holoptelea integrateifolia para o tratamento de feridas com vermes. Estas plantas, embora raras e subutilizadas, desempenham um papel crucial na oferta de opções de cuidados de saúde alternativos à população rural.

Os resultados revelam que certas plantas medicinais, como a Acacia Catechu para a tuberculose e a sarna, a Nyctanthes arbor-tristis para a queda de cabelo e as dores nas articulações e a Azadirachta Indica para as doenças de pele, são reconhecidas por uma pequena percentagem de vaidoos pelas suas propriedades curativas. Apesar das baixas taxas de utilização, estas plantas revelam um potencial significativo na abordagem de uma vasta gama de problemas de saúde prevalecentes nas comunidades. O estudo sublinha a importância de preservar os conhecimentos e práticas tradicionais em torno da utilização de plantas medicinais, destacando a sua relevância na oferta de soluções holísticas de cuidados de saúde.

Além disso, a investigação salienta a necessidade de promover o cultivo e a conservação destas plantas medicinais, especialmente as que estão em risco de extinção. Ao promover a sensibilização e encorajar a utilização sustentável destas plantas, existe uma oportunidade significativa para melhorar a acessibilidade aos cuidados de saúde e responder às necessidades de cuidados de saúde das populações rurais. Globalmente, o estudo fornece informações valiosas sobre o rico conhecimento tradicional das plantas medicinais detido pelos vaidoos e os potenciais benefícios que oferecem no tratamento de doenças comuns prevalecentes na Índia rural.

plantas tradicionais e saúde holística cuidados

- Os curandeiros tradicionais, conhecidos como vaidoos, nas zonas rurais da Índia utilizam plantas medicinais raras para tratar uma vasta gama de problemas de saúde comuns.

- O estudo destaca a subutilização de plantas medicinais valiosas por parte dos vaidoos, mostrando o seu potencial para resolver os problemas de saúde prevalecentes.
- A preservação dos conhecimentos e práticas tradicionais em torno das plantas medicinais é crucial para oferecer soluções holísticas de cuidados de saúde nas comunidades rurais.
- A promoção do cultivo e da conservação de plantas medicinais pode melhorar o acesso aos cuidados de saúde e responder às necessidades de cuidados de saúde das populações rurais.

Os artigos discutidos nesta compilação debruçam-se sobre as utilizações etno-veterinárias de plantas medicinais em diferentes regiões da Índia. O primeiro estudo realizado por Upasani et al. em 2011 centra-se na região de Sariska no Rajastão, com o objetivo de explorar as utilizações tradicionais de plantas medicinais pela comunidade local. Destaca o fator de consenso entre os informadores quanto à eficácia destes remédios à base de plantas. O estudo sublinha a importância de documentar o conhecimento indígena para potenciais aplicações futuras em medicina veterinária.

Outro estudo de Upasani et al. (2018) lança luz sobre a utilização pouco frequente de plantas medicinais no tratamento de mordeduras de cobra na Índia. Apesar da rica flora do país, o estudo revela uma lacuna na incorporação de remédios à base de plantas nas práticas de gestão de mordidas de cobra. Este facto sublinha a necessidade de mais investigação e de promoção de intervenções à base de plantas nos cuidados de saúde gerais para as mordeduras de cobra.

Vasudev et al. (2021) apresentam um estudo sobre o potencial de um cocktail de ervas feito a partir de extractos de plantas medicinais para combater o veneno das "quatro grandes" serpentes na Índia. A investigação destaca a eficácia promissora da combinação de vários compostos de plantas para criar antídotos para picadas de cobras venenosas. Esta abordagem inovadora poderá levar ao desenvolvimento de alternativas naturais e seguras às terapias anti-veneno convencionais.

Vinodkumar et al. (2023) contribuem para o discurso ao investigar a concentração de oligoelementos e os factores de transferência em plantas medicinais que crescem nas zonas húmidas da região de Payyanur em Kerala, Índia. O estudo centra-se na compreensão da bioacumulação de elementos essenciais e potencialmente nocivos nestas plantas, oferecendo informações sobre a qualidade e a segurança dos medicamentos à base de plantas provenientes de ecossistemas de zonas húmidas.

práticas de medicina herbal e Investigação

- As práticas etno-veterinárias que envolvem plantas medicinais são predominantes na Índia, reflectindo o conhecimento tradicional profundamente enraizado das comunidades indígenas.

- É necessário colmatar o fosso entre os remédios tradicionais à base de plantas e as práticas modernas de cuidados de saúde, especialmente no contexto do tratamento das mordeduras de cobra.
- A combinação de extractos de plantas medicinais mostra-se promissora no desenvolvimento de antídotos eficazes para o veneno de cobra, abrindo caminho para alternativas naturais aos tratamentos convencionais anti-veneno.
- A investigação sobre oligoelementos em plantas medicinais realça a importância de garantir a segurança e a qualidade dos medicamentos à base de plantas provenientes de ambientes ecológicos variados.

INTRODUÇÃO

A exploração e a utilização de plantas medicinais têm sido parte integrante da saúde humana desde há milénios. Nos últimos anos, o ressurgimento do interesse pelos tratamentos à base de plantas sublinha a sua importância na prática médica contemporânea. Os custos crescentes associados aos medicamentos farmacêuticos convencionais levaram os profissionais de saúde e os pacientes a procurar alternativas mais económicas. As plantas medicinais constituem uma via promissora, não só devido à sua acessibilidade económica, mas também devido aos seus potenciais efeitos secundários mais reduzidos e aos seus amplos benefícios terapêuticos.

Este livro aprofunda-se no domínio das plantas medicinais, oferecendo um guia completo concebido para médicos, enfermeiros, investigadores, profissionais de saúde e académicos com doutoramento. Cada capítulo tem como objetivo fornecer uma compreensão aprofundada de vários aspectos relacionados com as plantas medicinais, desde as suas utilizações históricas até às aplicações modernas apoiadas por provas científicas. O nosso objetivo é colmatar a lacuna entre o conhecimento tradicional e a investigação contemporânea, facilitando uma abordagem completa à medicina integrativa.

Começamos a nossa viagem explorando o contexto histórico das plantas medicinais e o seu papel em diferentes culturas em todo o mundo. A compreensão da utilização histórica fornece informações valiosas sobre a eficácia de longa data e o significado cultural destes remédios naturais. Este conhecimento fundamental prepara o terreno para discussões mais pormenorizadas sobre plantas individuais e as suas propriedades medicinais específicas.

Posteriormente, centramo-nos na taxonomia e na classificação das plantas medicinais. A identificação exacta é crucial para a utilização segura e eficaz destas plantas. Esta secção fornece descrições detalhadas, caraterísticas botânicas e classificações que são essenciais para os profissionais de saúde que possam estar a integrar medicamentos à base de plantas nas suas práticas.

As propriedades farmacológicas das plantas medicinais constituem o cerne da nossa discussão. Aprofundamos os compostos activos responsáveis pelos efeitos terapêuticos, examinando a forma como estas substâncias interagem com o corpo humano a nível molecular. Esta secção é particularmente relevante para investigadores e profissionais que pretendam compreender os mecanismos subjacentes às acções medicinais das plantas.

Outro aspeto crítico abordado neste livro é a aplicação clínica e a eficácia das plantas medicinais. Apresentamos estudos de caso e ensaios clínicos que destacam a eficácia de certas plantas no tratamento de condições específicas. Ao fornecer provas empíricas, o nosso objetivo é apoiar os profissionais de saúde na tomada de decisões informadas relativamente à integração de terapias à base de plantas em contextos clínicos.

A segurança, a dosagem e as questões regulamentares que envolvem a utilização de plantas medicinais são também examinadas em pormenor. A crescente popularidade dos remédios à base de plantas exige uma compreensão clara dos riscos potenciais, das dosagens corretas e das considerações legais. Esta secção oferece orientações e melhores práticas para garantir o consumo e a administração seguros de plantas medicinais.

Não se pode ignorar o impacto dos factores ambientais na qualidade e potência das plantas medicinais. Exploramos as práticas agrícolas, as técnicas de colheita e os métodos de processamento pós-colheita que influenciam o valor medicinal das plantas. As práticas sustentáveis e os esforços de conservação são realçados para garantir a disponibilidade e a qualidade a longo prazo destes valiosos recursos.

Por último, é discutida a integração das plantas

medicinais nos sistemas de saúde modernos. Apresentamos modelos e estruturas que ilustram a forma como a fitoterapia pode complementar os tratamentos convencionais, promovendo uma abordagem mais holística aos cuidados do doente. A colaboração interdisciplinar e a educação contínua são destacadas como componentes-chave para a integração bem-sucedida das plantas medicinais na prática médica convencional.

No final deste livro, os leitores terão adquirido uma compreensão sólida do papel multifacetado das plantas medicinais nos cuidados de saúde. O conhecimento aqui transmitido tem como objetivo capacitar os profissionais médicos com as ferramentas necessárias para incorporar estes remédios naturais de forma judiciosa e eficaz na sua prática. O crescente corpo de investigação, juntamente com os conhecimentos clínicos, abre caminho a uma abordagem informada e equilibrada da utilização de plantas medicinais para tratar vários problemas de saúde.

Em conclusão, esta introdução serve de porta de entrada para um rico reservatório de conhecimentos sobre plantas medicinais. Ao embarcarmos nesta exploração, o nosso objetivo é enriquecer a compreensão do leitor, despertar a curiosidade e inspirar uma apreciação mais profunda das potentes capacidades da farmácia da natureza. Juntos, vamos desbloquear todo o potencial das plantas medicinais, aliando a sabedoria milenar à ciência de ponta para melhorar o futuro dos cuidados de saúde.

Plantas medicinais encontradas na literatura

A experiência mais dispendiosa é a doença, que reduz as vantagens do trabalho árduo, prejudicando o corpo e a mente. O doente e os seus familiares sofrem com as consequências da doença. No passado, os seres humanos utilizavam folhas, cascas, sementes e raízes comuns e aplicavam-nas, mastigavam-nas ou esmagavam-nas oralmente para promover a recuperação. Mas na ciência contemporânea, os antigos métodos de tratamento de doenças com plantas, sementes, cascas e raízes perderam-se. Os ricos têm acesso a todas as facilidades de que necessitam, incluindo médicos privados que prescrevem remédios alopáticos. Devido aos muitos efeitos negativos dos medicamentos alopáticos, que também incitam os outros a comprá-los, as pessoas tornam-se frequentemente dependentes deles. Numerosos estudos demonstraram que a medicina tradicional é superior à terapia alopática para doenças comuns; esta análise das provas serve de catalisador para os nossos costumes. Numerosos estudos mostram que as pessoas as praticam em diversas partes do mundo. Estes são exemplos de métodos que os cientistas investigaram efetivamente. Em segundo lugar, existem formas de tratar as doenças com materiais vegetais como cascas, sementes, caules, frutos ou líquidos. Em terceiro lugar, estas ervas eram utilizadas pelos curandeiros tradicionais, ou "vaidoos", para tratar uma série de doenças. Em quarto lugar, os nomes das plantas têm equivalentes em Marathi, a língua indígena.

A análise da literatura mostrou que as plantas medicinais e os vaidoos eram amplamente utilizados, especialmente nas zonas montanhosas e tribais da Índia. Estes costumes continuam a ser amplamente praticados nas seguintes regiões da Índia:. As tribos de Maharashtra conhecidas por Korku, as tribos de Tamil Nadu conhecidas por Kani, as tribos de Dharmapuri, as tribos de Paliyar e Muthuvar, as tribos do distrito de Theni conhecidas por Mayiladumparai, as tribos do distrito de Pammalai conhecidas por Gujjars em Uttarakhand, as tribos de Madhya Pradesh conhecidas como as nove tribos do distrito de Purlia, as tribos de Tripura Reang, as tribos de Kerala Silent Valley e as tribos de Cooch Behar As plantas são utilizadas pelas pessoas de diversas formas. As folhas podem ser esmagadas e comidas com mel, tomadas por via oral ou, ocasionalmente, combinadas com papa de arroz. A casca da planta pode ser tratada da mesma forma. Ocasionalmente, as pessoas fazem óleo da casca e das sementes para as comer ou aplicar topicamente. Por vezes, os frutos do sumo, como a polpa ou o sumo de bhel, são utilizados medicinalmente. O principal modo de tratamento é a ingestão oral de diferentes partes de plantas. Uma das principais terapias para uma série de doenças é a preparação de chá de ervas. Tratar as doenças respiratórias, por exemplo. Pode utilizar as folhas de hortelã selvagem por via oral para qualquer problema intestinal. As raízes da planta também eram utilizadas nos tratamentos. Para o tratamento de mordeduras de cobra, as pessoas aplicam ou tomam vários tipos de neem por via oral, tais como as suas folhas, óleo ou extractos. Para cozinhar, utiliza-se o açafrão-da-terra em pó. Os frutos e as folhas da papaia são utilizados pelas pessoas de várias formas, incluindo pastas, sumos e cataplasmas que podem ser aplicados externamente ou consumidos por via oral. O gel de Aloé vera é aplicado fisicamente, ou pode ser tomado internamente sob a forma de extractos ou sumos. Para ingestão oral ou tratamento tópico, produzimos decocções, infusões ou extractos de várias partes da árvore de neem, incluindo folhas, casca e sementes.

A maioria das doenças comuns pode ser tratada de forma

eficaz e eficiente com voodoos. Numerosas doenças, tais como febre, diarreia, iterícia, prisão de ventre, perturbações do sistema digestivo, do sistema cutâneo, das articulações, perturbações relacionadas com os lípidos, doenças respiratórias, hipertensão, insónias e perturbações mentais, podem ser tratadas eficazmente com os dolloos de vapor. Têm propriedades anti-inflamatórias,

ajudam a reduzir a febre, controlam as infecções respiratórias e reforçam a imunidade. Além disso, as plantas têm propriedades antivirais, antibacterianas e antifúngicas. Também faz a pele brilhar e purifica o sangue. Funciona bem no tratamento de doenças como problemas de fígado, dores de cabeça, febres, infecções e prisão de ventre. Insónia, ansiedade e problemas neurológicos Artrite, reumatismo e desconforto nas articulações Estas plantas também são utilizadas para tratar infecções do trato urinário, ansiedade, insónias e distúrbios mentais. Muitas doenças comuns podem ser curadas eficazmente por estas plantas. São plantas terapêuticas especialmente boas para as mulheres. A sua aplicação na saúde reprodutiva feminina é motivada pela relação custo-eficácia. Para além de tratar as doenças da menstruação, também melhoramos a saúde reprodutiva, equilibramos as hormonas femininas e controlamos os ciclos mensais. Isto inclui aliviar as cólicas durante o

ciclo menstrual, diminuir a dor durante o processo menstrual, encorajar o fluxo menstrual, controlar os ciclos menstruais e melhorar a saúde reprodutiva.
Algumas das plantas que são utilizadas para tratar diferentes doenças estão incluídas na lista abaixo. Têm qualidades terapêuticas. Os nomes Marathi e botânicos destas plantas são dados no parathsis. Achyranthes aspera (Apamarga), Alstonia scholaris (Dita bark ou Devil's tree), Terminalia alata (Indian laurel), Ricinus communis (Castor bean), Ocimum sanctum (Holy Basil ou Tulsi), Commiphora wightii (Indian bdellium tree ou Guggul), Boswellia serrata (Indian frankincense tree), Shorearobusta (Sal tree), Vateria indica (árvore de dammar branco), Psidium guajava (goiaba), Aegle marmelos (Bael), Holarrhena pubescens (Kurchi), Cinnamomum tamala (folha de louro indiana ou Tejpat), Mangifera indica, (manga), Adhatoda vasica (noz de Malabar ou Vasa), Solanum nigrum (beladona), Justicia adhatoda (Vasa ou Adulsa), Curcuma longa (Curcuma), Andrographis paniculata (Rei dos amargos ou Kalmegh), Zingiber officinale (Gengibre), Azadirachta indica (Neem), Thymus linearis Benth (Tomilho selvagem), Mentha arvensis (Hortelã selvagem ou Pudina), Artemisia vulgaris (Absinto comum), Rheum emodi (Ruibarbo dos Himalaias), Valeriana jatamansi (Valeriana indiana), Aconitum heterophyllum (acônito

indiano), Berberis aristata (bérberis indiano), Rubia cordifolia (madder indiano), Inula racemosa (Elecampane indiano), Helicteres isora (árvore de parafuso da Índia Oriental), Tinospora cordifolia (Guduchi ou Giloy), Artemisia absinthium (absinto) e Berberis aristata (bérberis indiano).

Os cientistas que investigam as qualidades terapêuticas das plantas e ervas, bem como os praticantes de vaidoos que as utilizam tradicionalmente, servem de guias de investigação. O vasto conhecimento indígena da medicina tradicional na Índia é evidenciado pelo estudo transcultural sobre a utilização medicinal de plantas produtoras de gumresina. Para além de realçar o vasto conhecimento tradicional das comunidades indígenas, a análise etnobotânica das plantas medicinais utilizadas pelas tribos Kani para tratar doenças respiratórias lança as bases para estudos futuros que examinem o potencial farmacológico destes tratamentos à base de plantas.

O estudo etnobotânico de plantas medicinais na zona oriental dos Himalaias de Arunachal Pradesh, na Índia, e a utilização de plantas medicinais por curandeiros tradicionais em Kerala, o Vale Silencioso da Índia, mostram que as plantas medicinais são seguras e eficazes no tratamento de uma vasta gama de doenças.

O enquadramento teórico e a avaliação da literatura sublinham a importância das plantas medicinais e das suas qualidades curativas, que são facilmente acessíveis ao público em geral. Salienta a gama de aplicações e os tipos de remédios sem efeitos secundários que estão disponíveis. As instituições estão atualmente a investigar a utilidade das ervas medicinais, que são geralmente transmitidas pelas famílias de geração em geração, ou de um guru para um descendente. A aplicação tradicional dos vaidoos regionais, acessíveis nas zonas rurais, é, no entanto, mais significativa.

No bloco de Surgana, no distrito de Nashik, descobrimos os vaidoos e a sua utilização de plantas medicinais para tratar doenças, tanto comuns como invulgares. Encontrar e promover saúde barata e facilmente disponível é essencial para um investigador nesta área. As curas gratuitas para doenças comuns podem ser encontradas no quintal da casa ou em quintas próximas. Em alguns casos, quem quiser fazer disso a sua vocação pode produzir e cultivar essas plantas terapêuticas de acordo com as condições locais. O mais importante é que os remédios comuns podem ser realizados em casa de forma fácil e económica, numa época em que os preços dos medicamentos estão a aumentar rapidamente.

Por conseguinte, é crucial investigar a avaliação do sistema médico tradicional utilizando as plantas medicinais que os vaidoos no bloco Surgana do distrito de Nashik empregam.

Capítulo 1: Medicina tradicional na Índia: Segredos antigos revelados em 2024

A importância das práticas medicinais tradicionais na Índia está profundamente enraizada no contexto cultural e histórico do país. Estas práticas têm sido fundamentais para tratar uma variedade de doenças utilizando plantas medicinais nativas da região. A medicina tradicional indiana, conhecida pela sua abordagem holística, emprega uma vasta gama de tratamentos à base de plantas para tratar doenças que vão desde problemas gastrointestinais a doenças respiratórias. Este capítulo explora a forma como estes antigos remédios à base de plantas continuam a desempenhar um papel fundamental nos cuidados de saúde, particularmente em áreas onde as instalações médicas modernas podem ser limitadas.

Neste capítulo, os leitores irão aprofundar a utilização diversificada de plantas medicinais nas práticas tradicionais de cura indianas. O texto destacará plantas específicas utilizadas no tratamento de doenças comuns como a diarreia, a iterícia e as doenças de pele, fornecendo descrições pormenorizadas das suas aplicações e benefícios. Além disso, o capítulo abordará a importância de documentar e preservar o conhecimento indígena para garantir a continuação destas valiosas práticas medicinais. Ao examinar tanto o contexto histórico como a validação científica moderna destes tratamentos, o Capítulo tem como objetivo promover uma compreensão abrangente da forma como a medicina tradicional e a medicina moderna podem coexistir e complementar-se mutuamente na promoção da saúde e do bem-estar.

Utilização diversificada de plantas medicinais

Na Índia, as práticas medicinais tradicionais desempenham um papel fundamental no tratamento de várias doenças com recurso a plantas medicinais. Este subponto examina a forma como doenças específicas são tratadas através destes antigos remédios à base de plantas.

A diarreia, uma doença gastrointestinal comum, é tratada eficazmente na medicina tradicional indiana utilizando várias espécies de plantas. Uma dessas plantas é o bael (Aegle marmelos), cuja polpa do fruto é muito utilizada pelas suas propriedades anti-diarreicas. Outra planta, a kutaja (Holarrhena antidysenterica), é conhecida pela sua potente capacidade de tratar a diarreia crónica e a disenteria. Estas plantas actuam suavizando o revestimento intestinal e reduzindo a inflamação, proporcionando assim o alívio de movimentos intestinais frequentes e aquosos.

A medicina tradicional indiana utiliza frequentemente ervas específicas para tratar a iterícia, uma doença do fígado que provoca o amarelecimento da pele e dos olhos. A raiz da planta bhumyamalaki (Phyllanthus niruri) é conhecida pelos seus efeitos hepatoprotectores. Contribui para a desintoxicação do fígado, ajudando assim no tratamento da iterícia. Da mesma forma, a curcuma (Curcuma longa), com o seu teor em curcumina, possui propriedades hepatoprotectoras significativas. O consumo regular de curcuma ajuda a regenerar as células hepáticas danificadas e a melhorar o funcionamento geral do fígado.

As doenças de pele são outro domínio em que os tratamentos tradicionais indianos à base de plantas se revelam benéficos. O Neem (Azadirachta indica) é frequentemente utilizado pelas suas propriedades antifúngicas, antibacterianas e anti-inflamatórias. As folhas de Neem, quando aplicadas em pasta ou em forma de óleo, podem tratar eficazmente doenças como o eczema, a psoríase e o acne. O Aloé vera (Aloe barbadensis miller) é outra planta versátil utilizada para vários problemas de pele. O seu gel tem um efeito refrescante e promove a cicatrização de feridas, queimaduras e outras irritações da pele, o que o torna um produto básico em muitos lares indianos para cuidados dermatológicos.

As doenças respiratórias também são tratadas através de soluções à base de plantas na medicina tradicional indiana. O tulsi (Ocimum sanctum), vulgarmente conhecido como manjericão sagrado, é altamente considerado pela sua capacidade de gerir doenças respiratórias como a asma, a bronquite e a constipação comum. As folhas de Tulsi podem ser consumidas diretamente ou transformadas em chá para aliviar sintomas como congestão e tosse. Outra planta eficaz é a vasaka (Adhatoda vasica), que é particularmente útil no tratamento da tosse e na limpeza do muco do trato respiratório. As folhas desta planta são frequentemente transformadas num xarope ou decocção que actua como expetorante e broncodilatador.

Estes tratamentos à base de plantas estão profundamente enraizados no património cultural da Índia e continuam a ser parte integrante das práticas de cuidados de saúde. Embora a medicina moderna ofereça opções terapêuticas avançadas, a eficácia destes remédios tradicionais não pode ser ignorada. Oferecem alternativas naturais que são acessíveis e económicas, especialmente nas zonas rurais, onde os serviços de saúde modernos podem ser limitados.

Compreender as utilizações e os benefícios específicos destas plantas medicinais requer conhecimentos transmitidos ao longo de gerações. Os médicos tradicionais, ou vaidyas, têm uma vasta experiência na identificação das plantas certas, na sua preparação correta e na prescrição das dosagens adequadas. Esta sabedoria garante que os remédios são seguros e eficazes sem causar efeitos secundários adversos.

Além disso, a investigação científica em curso está a validar a eficácia destes tratamentos tradicionais. Por exemplo, estudos sobre o neem confirmaram as suas propriedades antimicrobianas, apoiando a sua utilização generalizada nos cuidados da pele. Do mesmo modo, os ensaios clínicos sobre o composto ativo da curcuma, a curcumina, demonstraram o seu potencial na proteção do fígado e na melhoria da saúde em geral. Estas descobertas colmatam o fosso entre o conhecimento tradicional e a ciência moderna, promovendo uma apreciação mais profunda destas práticas ancestrais.

Documentação e preservação dos conhecimentos tradicionais

A necessidade crítica de documentar as práticas

medicinais indígenas é um esforço essencial para garantir a preservação e a continuação da medicina tradicional. O conhecimento indígena das plantas medicinais, acumulado ao longo de séculos, contém informações inestimáveis que podem contribuir significativamente para os sistemas de saúde modernos. Devem ser envidados esforços para preservar estes conhecimentos tribais, a fim de manter a sua relevância e utilidade.

A preservação dos conhecimentos tribais sobre plantas medicinais exige um esforço concertado de várias partes interessadas, incluindo agências governamentais, instituições educativas, organizações não governamentais e as próprias comunidades locais. Iniciativas como a criação de projectos de documentação baseados na comunidade podem ajudar a captar as tradições orais e as experiências práticas dos curandeiros indígenas. Estes projectos devem ser concebidos de forma a incluir a participação ativa dos praticantes indígenas, assegurando que os seus conhecimentos são registados com precisão e preservados com respeito.

A documentação desempenha um papel fundamental para garantir a continuidade da medicina tradicional. Com a rápida perda de biodiversidade e a homogeneização cultural, muitos dos conhecimentos indígenas correm o risco de se perderem para sempre. Ao registar sistematicamente as práticas medicinais, as receitas e as utilizações das plantas, criamos um repositório de informações valiosas que podem ser transmitidas às gerações futuras. Além disso, o conhecimento documentado pode facilitar a validação científica e a integração nas práticas médicas correntes, aumentando assim a credibilidade e a aceitação da medicina tradicional na comunidade de cuidados de saúde mais alargada (Abbott, 2014).

O significado cultural de certas espécies de plantas nas comunidades indígenas não pode ser exagerado. Muitas plantas não são apenas valorizadas pelas suas propriedades medicinais, mas têm também um profundo significado cultural e espiritual. Por exemplo, algumas plantas são utilizadas em rituais e cerimónias, simbolizando a cura e a proteção. A compreensão e a documentação destes contextos culturais são cruciais, uma vez que proporcionam uma visão mais abrangente das práticas medicinais. Este aspeto cultural influencia frequentemente a eficácia dos tratamentos, uma vez que os sistemas de crenças dos utilizadores desempenham um papel significativo no processo de cura (Reyes-García, 2010).

Os remédios naturais e económicos derivados de práticas seculares realçam a importância dos conhecimentos medicinais tradicionais na abordagem de problemas de saúde comuns. Ao contrário dos produtos farmacêuticos modernos, que podem ser dispendiosos e inacessíveis a muitas populações rurais, os remédios tradicionais estão muitas vezes facilmente disponíveis e são rentáveis. A documentação destas práticas garante que estas soluções de cuidados de saúde acessíveis permaneçam disponíveis para aqueles que mais precisam delas. Além disso, promove a conservação da biodiversidade, uma vez que a utilização sustentável das plantas medicinais incentiva a proteção dos ecossistemas que albergam estes valiosos recursos.

Os esforços necessários para preservar o conhecimento tribal das plantas medicinais envolvem múltiplas estratégias. Uma abordagem eficaz é através de estudos etnobotânicos que documentam os usos e benefícios tradicionais de várias plantas. Estes estudos não só registam as propriedades medicinais como também identificam as condições ecológicas necessárias para o seu crescimento, contribuindo para a sua conservação. Outra estratégia é a criação de herbários e jardins botânicos dedicados às plantas medicinais, proporcionando uma biblioteca viva para fins de investigação e educação.

O papel da documentação para assegurar a continuação da medicina tradicional vai além da mera manutenção de registos. Implica também a criação de programas educativos que ensinem às gerações mais novas as formas tradicionais de cura. A integração da medicina tradicional nos currículos escolares pode incutir um sentimento de orgulho e respeito pelo conhecimento indígena entre os jovens, encorajando-os a dar continuidade ao legado. Além disso, as plataformas digitais podem ser aproveitadas para criar bases de dados acessíveis que cataloguem os conhecimentos documentados, disponibilizando-os aos investigadores, aos profissionais e ao público em geral.

O significado cultural de certas espécies vegetais nas comunidades indígenas também sublinha a necessidade de proteção da propriedade intelectual. Os detentores de conhecimentos tradicionais enfrentam frequentemente desafios na salvaguarda do seu património contra a exploração e a biopirataria. Ao documentar e reconhecer oficialmente as suas contribuições, podemos defender quadros jurídicos que protejam os direitos das comunidades indígenas, garantindo que beneficiam da utilização dos seus conhecimentos (Abbott, 2014).

Os remédios naturais e acessíveis derivados de práticas seculares são particularmente relevantes no contexto atual de aumento dos custos dos cuidados de saúde e de crescente resistência aos antibióticos. As medicinas tradicionais oferecem tratamentos alternativos que são simultaneamente eficazes e sustentáveis. Por exemplo, plantas como o neem e a curcuma têm sido utilizadas na medicina tradicional indiana pelas suas propriedades antibacterianas e anti-inflamatórias. A documentação destas utilizações constitui uma base para uma investigação científica mais aprofundada, que poderá conduzir à descoberta de novos medicamentos e terapias.

Os esforços para preservar o conhecimento tribal também incluem a formação de parcerias entre as comunidades indígenas e os investigadores científicos. Os projectos de investigação em colaboração podem validar a eficácia dos medicamentos tradicionais, fornecendo provas empíricas que apoiam a sua utilização nas práticas médicas contemporâneas. Estas parcerias podem também promover o intercâmbio de conhecimentos, em que as práticas indígenas informam a investigação científica e vice-versa.

O interesse crescente pela medicina integrativa serve para realçar ainda mais a importância da documentação para garantir a continuação da medicina tradicional. A medicina integrativa combina tratamentos médicos convencionais com práticas alternativas ou complementares, oferecendo abordagens holísticas à saúde e ao bem-estar. O conhecimento tradicional documentado serve de ponte entre estes dois mundos, permitindo o desenvolvimento de terapias integrativas que são culturalmente apropriadas e cientificamente sólidas.

Eficácia das misturas de ervas

As práticas medicinais tradicionais na Índia têm uma história rica de utilização de remédios à base de plantas para tratar vários problemas de saúde. Entre os problemas graves tratados contam-se as mordeduras de cobra, a malária e outras doenças graves. A investigação da eficácia destes remédios específicos à base de plantas é crucial por várias razões, incluindo a compreensão da sua potencial integração na medicina moderna, a melhoria das soluções de cuidados de saúde e a preservação dos conhecimentos indígenas.

Em primeiro lugar, a utilização de misturas de ervas para neutralizar o veneno das mordeduras de cobras é uma prática antiga em muitas partes da Índia. Os curandeiros locais utilizam frequentemente uma combinação de plantas como a Rauwolfia serpentina, a Aristolochia indica e a Andrographis paniculata, que se acredita neutralizarem o veneno e impedirem a sua propagação pelo corpo. A documentação e os estudos clínicos são essenciais para validar cientificamente estas alegações tradicionais. Por exemplo, os compostos activos destas plantas, como a reserpina da Rauwolfia serpentina, têm efeitos farmacológicos conhecidos que poderiam ser aproveitados para criar terapias antiveneno. É necessária mais investigação para estabelecer protocolos normalizados de extração e dosagem para garantir a segurança e a eficácia (Firenzuoli & Gori, 2007).

Outra área de interesse significativo é o estudo das propriedades antimaláricas dos febrífugos tradicionais. Plantas como a Artemisia annua (absinto doce) e a Swertia chirayita têm sido tradicionalmente utilizadas para controlar a febre, um sintoma comum da malária. A artemisinina, derivada da Artemisia annua, já revolucionou o tratamento da malária a nível mundial. O estudo de outras plantas febrífugas pode revelar outros compostos antimaláricos potentes. Estas investigações podem levar à descoberta de novos medicamentos, especialmente numa altura em que a resistência aos medicamentos antimaláricos existentes está a aumentar. As parcerias de colaboração e as práticas de investigação éticas são obrigatórias para respeitar os contextos culturais e garantir a equidade na partilha dos benefícios (Sissi Wachtel-Galor & F., 2011).

A integração da eficácia dos métodos indígenas na investigação científica moderna tem um potencial promissor. Os sistemas de conhecimentos tradicionais oferecem um tesouro de dados empíricos recolhidos ao longo de séculos. No entanto, a transposição desta informação para quadros médicos modernos requer uma validação científica rigorosa. Os estudos controlados podem ajudar a identificar os compostos bioactivos responsáveis pelos efeitos terapêuticos, a compreender os seus mecanismos de ação e a avaliar a sua segurança e eficácia em contextos clínicos. Além disso, é vital ter em conta as interações erva-erva e erva-fármaco, uma vez que os efeitos sinérgicos ou antagónicos podem ter um impacto significativo nos resultados globais do tratamento (Canter & Ernst, 2004). A investigação de biomarcadores preditivos também pode ajudar a relacionar os tratamentos à base de plantas com resultados de saúde específicos, proporcionando uma forma mais exacta de ver se funcionam bem e de fazer com que as terapias se adaptem às necessidades de cada pessoa (Firenzuoli & Gori, 2007).

A exploração de soluções holísticas de cuidados de saúde através de abordagens combinadas é outro aspeto vital das práticas medicinais tradicionais. A saúde holística implica tratar a pessoa no seu todo - mente, corpo e espírito - em vez de se concentrar apenas nos sintomas da doença. A combinação de métodos tradicionais com intervenções médicas modernas pode melhorar os resultados dos doentes ao abordar diferentes dimensões da saúde. Práticas como a Ayurveda dão ênfase a um estilo de vida equilibrado, à alimentação e à utilização de remédios naturais, que podem complementar os tratamentos convencionais. A incorporação de princípios holísticos pode promover um sistema de cuidados de saúde mais integrado que respeite o património cultural, beneficiando simultaneamente dos avanços científicos (Firenzuoli & Gori, 2007).

Além disso, o desenvolvimento de novas tecnologias e metodologias para melhor compreender e utilizar os medicamentos à base de plantas é necessário para promover a inovação nos cuidados de saúde. Os avanços na sequenciação genética e na engenharia metabólica oferecem oportunidades interessantes para identificar novos candidatos a medicamentos a partir de plantas. Os testes genómicos rápidos, associados a técnicas de identificação química, permitem a autenticação definitiva e o controlo da qualidade dos produtos à base de plantas, garantindo a segurança dos consumidores e a consistência dos produtos. Estes avanços tecnológicos também facilitam a revisão e a melhoria de investigações anteriores, conduzindo potencialmente a terapias inovadoras com maior eficácia e efeitos secundários reduzidos (Li & Vederas, 2009).

A documentação e a preservação das práticas de cura indígenas são essenciais para a continuação da medicina tradicional. Os sistemas de conhecimentos indígenas são recursos inestimáveis para soluções sustentáveis no domínio dos cuidados de saúde. A documentação correta garante que estes conhecimentos não se perdem e permanecem acessíveis para as gerações futuras. Também fornece uma base para a realização de investigação informada que respeita e incorpora a sabedoria tradicional. Ao integrar os esforços de documentação com a investigação científica, é possível criar um corpo robusto de provas que apoie a utilização e o desenvolvimento contínuos de remédios à base de plantas (Firenzuoli & Gori, 2007).

Património cultural e terapias à base de plantas

As práticas medicinais tradicionais na Índia são portadoras de um rico património cultural, profundamente enraizado na vida quotidiana e nas crenças do seu povo. Compreender estas práticas implica aprofundar o significado cultural atribuído a várias plantas medicinais. Durante séculos, as comunidades indianas veneraram certas plantas não só pelas suas propriedades curativas, mas também pela sua importância espiritual e religiosa. A relação entre cultura e medicina é evidente em rituais e tradições que incorporam plantas específicas, como o neem e o tulsi, que se acredita purificarem e protegerem.

Esta afiliação cultural profundamente enraizada com as plantas medicinais deriva de um contexto histórico extenso em que tribos indígenas de diferentes regiões desenvolveram métodos de cura únicos. Cada tribo tinha a sua própria compreensão das doenças e das respectivas curas, derivada de uma profunda ligação com a natureza. O conhecimento transmitido através das tradições orais incluía frequentemente observações pormenorizadas do comportamento e das propriedades das plantas, reflectindo um conhecimento sofisticado da botânica e da farmacologia. Por exemplo, a utilização da curcuma na medicina tradicional abrange várias tribos, cada uma com métodos distintos de preparação e aplicação para o tratamento de feridas, inflamações e problemas digestivos.

As abordagens holísticas da saúde constituem outra pedra angular das práticas medicinais tradicionais indianas. Estas abordagens dão prioridade ao equilíbrio entre a mente, o corpo e o espírito, dando ênfase aos cuidados preventivos em detrimento das medidas curativas. Os princípios ayurvédicos, por exemplo, defendem um estilo de vida que se harmoniza com os ciclos naturais e a constituição pessoal. Esta visão abrangente da saúde promove regulamentos alimentares, actividades físicas como o ioga e práticas mentais como a meditação. A investigação científica moderna validou estas técnicas integrativas, demonstrando a sua eficácia no tratamento de doenças crónicas e na melhoria do bem-estar geral (Organização Mundial de Saúde, 2023)

A contribuição das práticas medicinais tradicionais indianas estende-se para além das comunidades locais, enriquecendo significativamente o conjunto global de conhecimentos sobre remédios naturais. Textos históricos e estudos contemporâneos documentam a utilização de numerosas plantas cujo potencial terapêutico é atualmente reconhecido em todo o mundo. Exemplos notáveis incluem a pervinca de Madagáscar, cujos alcalóides vinblastina e vincristina são cruciais na quimioterapia para cancros infantis. Do mesmo modo, a dedaleira contribuiu para o tratamento de doenças cardiovasculares, sublinhando a forma como os conhecimentos tradicionais podem conduzir a descobertas médicas significativas.

As metodologias de investigação modernas, incluindo a etnofarmacologia e a farmacologia inversa, continuam a explorar as aplicações destas práticas ancestrais. Estas abordagens envolvem o estudo da utilização empírica de plantas na medicina tradicional e a validação científica dos seus efeitos. Tecnologias como a inteligência artificial e a ressonância magnética funcional (fMRI) estão a revolucionar este campo, mapeando provas, identificando padrões e compreendendo mecanismos a nível molecular. A IA, por exemplo, ajuda a analisar grandes quantidades de conhecimentos tradicionais para descobrir potenciais novos medicamentos e métodos de tratamento.

Além disso, a integração das práticas tradicionais nos sistemas de saúde tradicionais demonstra a sua relevância duradoura. Práticas como o ioga e a acupunctura são agora amplamente aceites e utilizadas para o alívio da dor, a gestão do stress e a melhoria da qualidade de vida. Os dados de ensaios clínicos confirmam a sua eficácia, reforçando o valor da incorporação de abordagens holísticas nos tratamentos médicos convencionais (Organização Mundial de Saúde, 2023). O sucesso destes métodos integrativos realça o potencial de combinar a sabedoria antiga com a ciência moderna para obter melhores resultados em termos de saúde.

Integração com a Modern Healthcare

A integração de práticas médicas tradicionais e modernas pode melhorar significativamente os sistemas de cuidados de saúde, incorporando a sabedoria incorporada nas práticas medicinais tradicionais com os avanços da medicina contemporânea. As práticas medicinais tradicionais na Índia, que utilizam uma gama diversificada de plantas medicinais, foram transmitidas de geração em geração e demonstraram um potencial significativo para promover a saúde e tratar várias doenças. A sua integração nas práticas médicas modernas pode, assim, oferecer numerosos benefícios e abrir caminho a soluções inovadoras no domínio dos cuidados de saúde.

Um dos principais benefícios da integração de terapias à base de plantas na medicina contemporânea é a capacidade de aproveitar as propriedades curativas naturais que muitos remédios tradicionais possuem. Por exemplo, muitas plantas utilizadas na Ayurveda e noutros sistemas médicos indígenas demonstraram eficácia na gestão de doenças crónicas, na redução da inflamação e no aumento do bem-estar geral. Ao incorporar estas terapias à base de plantas em protocolos de tratamento modernos, os prestadores de cuidados de saúde podem oferecer aos doentes opções de tratamento mais holísticas que podem reduzir a dependência de medicamentos sintéticos. Esta abordagem não só ajuda a resolver os efeitos secundários associados aos medicamentos químicos, como também promove uma forma mais sustentável de cuidados de saúde que utiliza os recursos naturais.

Além disso, a investigação interdisciplinar desempenha um papel crucial na libertação de todo o potencial das práticas medicinais tradicionais. Os estudos científicos que exploram as propriedades bioquímicas das plantas medicinais podem levar à descoberta de novos medicamentos e agentes terapêuticos. A integração dos conhecimentos indígenas com a investigação científica pode conduzir a soluções inovadoras no domínio dos cuidados de saúde que combinem abordagens tradicionais e modernas. Por exemplo, a colaboração na investigação que envolve etnobotânicos, farmacologistas e médicos pode fornecer conhecimentos mais profundos sobre os mecanismos através dos quais os remédios tradicionais funcionam, validando assim a sua eficácia e segurança. Estes esforços interdisciplinares podem promover o desenvolvimento de novos tratamentos que sejam simultaneamente eficazes e culturalmente adequados.

Além disso, o aproveitamento dos conhecimentos autóctones pode melhorar significativamente os resultados em matéria de saúde a nível mundial. As comunidades de todo o mundo possuem vastos conhecimentos sobre a flora local e as suas utilizações medicinais. Ao documentar e estudar estes conhecimentos, os sistemas de saúde podem incorporar práticas valiosas que aumentam a eficácia dos tratamentos e melhoram a satisfação dos doentes. A medicina tradicional dá frequentemente ênfase aos cuidados personalizados e às medidas preventivas, que podem complementar as abordagens modernas que visam a gestão das doenças e os cuidados agudos. O reconhecimento e a utilização destes conhecimentos autóctones podem também capacitar as comunidades locais, preservar o património cultural e garantir que as práticas tradicionais continuem a beneficiar as gerações futuras.

As implicações futuras para sistemas de saúde sustentáveis e acessíveis são profundas quando as práticas médicas tradicionais e modernas são integradas. Uma das principais vantagens da medicina tradicional é a sua acessibilidade. Muitos remédios tradicionais são derivados de plantas disponíveis localmente, o que os torna uma opção acessível para pessoas em áreas remotas ou mal servidas. A integração destas práticas nas políticas nacionais de saúde pode ajudar a colmatar o fosso entre as infra-estruturas de saúde limitadas e as necessidades da população. Por exemplo, a utilização de medicamentos à base de plantas nos cuidados de saúde primários pode proporcionar um tratamento de primeira linha para doenças comuns, reduzindo a carga sobre os hospitais e clínicas e garantindo que mais pessoas recebem cuidados atempados.

Além disso, os sistemas de saúde sustentáveis exigem abordagens que minimizem o impacto ambiental. A dependência excessiva de fármacos sintéticos não só aumenta o risco de resistência aos fármacos, como também apresenta riscos ambientais devido aos resíduos farmacêuticos. As terapias à base de plantas, quando obtidas de forma responsável, oferecem uma alternativa mais ecológica que se alinha com os princípios da sustentabilidade. Para além disso, o cultivo de plantas medicinais pode promover a biodiversidade e apoiar os esforços de conservação, criando uma relação sinérgica entre os cuidados de saúde e a gestão ambiental.

Para concretizar todo o potencial da combinação de práticas médicas tradicionais e modernas, é necessário adotar várias medidas. Em primeiro lugar, devem ser estabelecidos quadros regulamentares sólidos para garantir a qualidade e a segurança dos medicamentos tradicionais. Isto implica a normalização dos métodos de preparação, a realização de ensaios clínicos rigorosos e o controlo dos efeitos adversos. Os governos e as organizações internacionais de saúde, como a Organização Mundial de Saúde (OMS), desempenham um papel fundamental na facilitação destes processos. Por exemplo, o Ministério da Saúde da Turquia introduziu leis para integrar e certificar subgrupos de medicina tradicional e complementar, abrindo um precedente para outros países seguirem *(Integrating Traditional and Modern Medicine with Compassion and Care: A Physician's TaleJrom Turkey,* n.d.).

Em segundo lugar, os programas de educação e sensibilização são essenciais para colmatar o fosso de conhecimentos entre os médicos tradicionais e os médicos modernos. A formação dos profissionais de saúde para compreenderem e respeitarem as práticas tradicionais pode promover uma melhor colaboração e sistemas de encaminhamento. Na República Popular Democrática da Coreia (RPDC), todos os médicos recebem formação para praticar tanto a medicina tradicional Koryo como a medicina alopática, o que demonstra um modelo de integração bem sucedido (Organização Mundial de Saúde, 2023). Estas iniciativas podem ser reproduzidas a nível mundial para criar um ambiente de cuidados de saúde mais coeso.

Em terceiro lugar, o investimento em investigação e desenvolvimento é fundamental. As agências de financiamento devem dar prioridade a projectos que explorem a integração da medicina tradicional e moderna. Os esforços de colaboração entre universidades, instituições de investigação e curandeiros tradicionais podem acelerar a descoberta de novos tratamentos e reforçar as práticas baseadas em provas. As parcerias público-privadas podem também desempenhar um papel importante na expansão de intervenções bem sucedidas e na sua colocação no mercado.

Por último, o envolvimento das comunidades locais no processo de integração garante o respeito e a preservação das práticas tradicionais. Os modelos de investigação participativa baseados na comunidade podem capacitar as populações indígenas para contribuírem com os seus conhecimentos, beneficiando simultaneamente dos avanços científicos modernos. Esta abordagem inclusiva não só aumenta a relevância e a aceitação das intervenções de cuidados de saúde, como também cria confiança entre os prestadores de cuidados de saúde e os doentes.

Juntar tudo

O capítulo explorou a utilização diversificada, a documentação e a integração de plantas medicinais nas práticas tradicionais de cura indianas. Destacou como plantas como bael e kutaja são utilizadas para tratar problemas gastrointestinais, enquanto bhumyamalaki e curcuma ajudam na saúde do fígado. As doenças de pele são tratadas com neem e aloé

vera, e as afecções respiratórias são aliviadas com tulsi e vasaka. Gerações de conhecimentos tradicionais contribuíram para a eficácia destes tratamentos e a investigação científica em curso está a validar as suas vantagens.

Além disso, a documentação deste conhecimento indígena é crucial para preservar a sua relevância e utilidade no meio dos modernos avanços nos cuidados de saúde. Esforços como os projectos de documentação baseados na comunidade e os estudos etnobotânicos ajudam a captar a sabedoria prática dos curandeiros tradicionais. Esta documentação não só assegura a transmissão de informações valiosas às gerações futuras, como também facilita a validação científica e a integração dos remédios tradicionais nas práticas médicas correntes. Ao combinar o conhecimento tradicional com a ciência contemporânea, podemos melhorar os resultados dos cuidados de saúde, respeitando o património cultural e promovendo a utilização sustentável dos recursos naturais.

Lista de referências

Abbott, R. (2014). *Documentando o conhecimento médico tradicional* . ResearchGate. https://www.researchgate.net/publication/283516053 Documentar o conhecimento médico tradicional

Firenzuoli, F., & Gori, L. (2007). *Medicina Herbal Hoje: Clinical and Research Issues* . EvidenceBased Complementary and Alternative Medicine. https://doi.org/10.1093/ecam/nem096

Medicina à base de plantas . (2019). John Hopkins Medicine. https://www.hopkinsmedicine.org/health/wellness-and-prevention/herbal-medicine
Integrar a medicina tradicional e moderna com compaixão e cuidado: A physician's tale Jrom Türkiye . (n.d.). Www.who.int. https://www.who.int/azerbaijan/news/item/17-08-2023-integrating-traditional-and-modern-medicine- with-compassion-and-care-a-physicians-tale-from- turkiye

Reyes-García, V. (2010). *A relevância dos sistemas de conhecimento tradicional para a investigação etnofarmacológica: contributos teóricos e metodológicos*. Journal of Ethnobiology and Ethnomedicine. https://doi.org/ 10.1186/1746-4269-6-32

Sissi Wachtel-Galor & F, I. (2011). *Herbal Medicine* . Nih.gov; CRC Press/Taylor & Francis. https:// www.ncbi.nlm.nih.gov/books/NBK92773/
Centro Médico da Universidade de Rochester. (2014). *Um guia para ervas medicinais comuns - Enciclopédia de Saúde - Centro Médico da Universidade de Rochester* . Rochester.edu; Centro Médico da Universidade de Rochester.
https://www.urmc.rochester.edu/ encyclopedia/content.aspx? contenttypeid=1&contentid=1169

Organização Mundial da Saúde. (2023, agosto 10). *A medicina tradicional tem uma longa história de contribuição para a medicina convencional e continua a ser promissora* . Organização Mundial de Saúde. https://www.who.int/news-room/ feature-stories/detail/traditional-medicine-has-a- long-history-of-contributing-to-conventional- medicine-and-continues-to-hold-promise

Organização Mundial da Saúde. (2023, 30 de janeiro). *Integrando a medicina tradicional nos cuidados de saúde* . Www.who.inthttps://www.who.int/southeastasia/ news/feature-stories/detail/integrating-traditional-medicine

Capítulo 2: Plantas tradicionais indianas para curar: Um mergulho profundo nos remédios antigos

A exploração da eficácia, dos conhecimentos tradicionais e das potenciais aplicações médicas modernas das plantas medicinais indianas conduz-nos a uma análise exaustiva do seu papel significativo nos cuidados de saúde. Há muito que as plantas medicinais indianas são reconhecidas pelas suas notáveis propriedades terapêuticas, profundamente enraizadas no rico património de Ayurveda, Unani e cura tradicional do país. Estas plantas são apreciadas não só pela sua acessibilidade e eficácia em termos de custos, mas também pelas suas composições bioquímicas distintas que oferecem remédios para várias doenças. A utilização tradicional destas plantas forneceu informações valiosas sobre os seus benefícios clínicos, abrindo caminho para a validação científica e a integração nas práticas médicas contemporâneas.

Este capítulo investiga as propriedades anti-veneno de serpentes das plantas medicinais indianas, realçando o seu potencial no desenvolvimento de remédios à base de plantas para o tratamento de mordeduras de serpentes. As discussões pormenorizadas abrangerão a identificação de plantas específicas que exibem efeitos neutralizantes sobre o veneno de cobra, bem como os seus constituintes químicos que contribuem para essas propriedades. Para além disso, o capítulo analisará o conhecimento etnofarmacológico que as comunidades tribais preservaram, salientando a importância de documentar e manter estas práticas. Além disso, é apresentada uma avaliação dos métodos de aplicação e das formas de consumo destas plantas medicinais, fornecendo informações sobre as suas utilizações práticas. Por fim, será explorada a preservação do conhecimento tradicional e as suas implicações para a medicina moderna, sublinhando a necessidade de esforços de colaboração na investigação e documentação. Através desta revisão exaustiva, o Capítulo visa colmatar o fosso entre a sabedoria tradicional e os avanços médicos modernos, promovendo uma abordagem holística dos cuidados de saúde.

Propriedades anti-veneno de cobra

As plantas medicinais indianas revelaram propriedades promissoras contra o veneno de serpentes, oferecendo potencial para o desenvolvimento de remédios à base de plantas rentáveis para o tratamento de mordeduras de serpentes. Os investigadores demonstraram a eficácia potencial destas plantas na neutralização do veneno de serpentes. O veneno de cobra representa um perigo significativo para a saúde pública, particularmente em regiões com elevadas taxas de morbilidade e mortalidade. As serpentes venenosas comuns encontradas na Índia incluem a Cobra (Naja naja), o Krait (Bangarus caeruleus), a víbora de Russell (Daboia russelli) e a víbora de escamas de serra (Echis carinatus) (Bawaskar, 2004; Brunda e Sashidhar, 2007). Estudos etnobotânicos e ensaios laboratoriais identificaram várias plantas medicinais indianas que apresentam propriedades neutralizantes do veneno de serpentes.

O desenvolvimento de remédios à base de plantas a partir destas plantas poderia oferecer tratamentos de baixo custo e prontamente disponíveis para as vítimas de mordeduras de cobra. Por exemplo, verificou-se que compostos como o β-sitosterol e o estigmasterol, isolados de certas plantas, são eficazes contra o veneno de serpentes (Gomes et al., 2007; Nirmal et al., 2008). Este facto realça o potencial dos tratamentos à base de plantas como alternativa ao soro antiveneno tradicional. O antiveneno, embora eficaz, muitas vezes não oferece proteção suficiente contra a hemorragia, a necrose, a nefrotoxicidade e as reacções de hipersensibilidade induzidas pelo veneno (Khamar et al., 2010).

Os curandeiros tradicionais possuem um rico conhecimento indígena sobre a utilização destas plantas, o que é crucial para uma investigação mais aprofundada. Os conhecimentos indígenas incluem a identificação das plantas corretas, a preparação de remédios e a compreensão das suas aplicações e limitações. Estudos indicam que muitas plantas medicinais recomendadas para o tratamento de mordeduras de cobra são utilizadas por várias comunidades étnicas em todo o subcontinente indiano, incluindo zonas do Bangladesh, Paquistão e Nepal (Dey & De, 2011).
Este facto realça a importância de documentar e preservar este conhecimento tradicional para futura exploração e validação científica.

É necessária uma maior validação e exploração científica para incorporar estes remédios à base de plantas na medicina moderna. Embora as práticas tradicionais ofereçam conhecimentos valiosos, a evidência empírica através de investigação científica rigorosa é essencial para validar estas afirmações. Ensaios laboratoriais mostraram propriedades anti-veneno de serpentes em várias plantas, mas apenas algumas espécies tiveram os seus componentes activos isolados e caracterizados estrutural e funcionalmente (Khamar et al., 2010). A investigação futura deve centrar-se no isolamento destes componentes activos e na compreensão dos seus mecanismos de ação contra as toxinas dos venenos de serpentes.

A utilização sustentável e a conservação da riqueza vegetal são também fundamentais para a disponibilidade contínua destas plantas medicinais (Poonam e Singh, 2009). Assegurar a colheita sustentável destas plantas ajudará a manter a sua disponibilidade para aplicações médicas tradicionais e modernas. Os esforços de conservação devem também dar prioridade à proteção dos habitats naturais destas plantas, que são frequentemente ameaçados pela desflorestação e por outras alterações ambientais.

Utilização etnofarmacológica pelas comunidades tribais

Há muito que as comunidades tribais de diferentes regiões da Índia recorrem a plantas medicinais tradicionais para tratar várias doenças, incluindo a febre e a malária. Estas práticas constituem uma parte crucial do seu conhecimento indígena, transmitido ao longo de gerações, e contribuem significativamente para os seus sistemas de saúde em geral. Em muitos casos, este conhecimento preenche a lacuna deixada pela indisponibilidade de instalações médicas modernas, particularmente em zonas remotas e rurais.

Por exemplo, no estado de Mizoram, no nordeste do país, as tribos Mizo utilizam uma variedade de plantas disponíveis localmente para tratar doenças comuns. Uma dessas plantas é a Oroxylum indicum, amplamente utilizada devido à sua eficácia no tratamento de febres (Laldinfeli Ralte et al., 2024). Do mesmo modo, tribos noutras partes da Índia, como as comunidades Gond e Bhil, utilizam remédios tradicionais para o tratamento da malária. Utilizam plantas como a Artemisia annua, conhecida pelas suas propriedades antimaláricas.

Estas práticas tradicionais sublinham a necessidade de preservar os conhecimentos indígenas. A sabedoria contida nessas comunidades tem potencial para avanços na medicina moderna. Conforme salientado por Aziz et al. (2018), a documentação e a investigação de práticas etnobotânicas podem colmatar lacunas na ciência farmacológica contemporânea. Sem esforços de preservação, existe o risco de este conhecimento inestimável se perder devido à influência dos sistemas de saúde modernos e à inclinação das gerações mais jovens para a medicina alopática.

Estudos etnofarmacológicos revelam que as comunidades tribais incorporam uma vasta gama de plantas medicinais nas suas rotinas diárias de cuidados de saúde. Por exemplo, a tribo Sahariya em Madhya Pradesh utiliza regularmente as raízes de Andrographis paniculata para combater a febre e aumentar a imunidade. Estas práticas não só são parte integrante dos seus cuidados de saúde, como também fornecem informações sobre a vasta aplicação das plantas medicinais.

A investigação aprofundada mostrou até que ponto estas tradições estão enraizadas. Estudos pormenorizados que utilizam índices etnobotânicos quantitativos, como o fator de consenso dos informadores e o valor de uso, evidenciam a grande dependência destas plantas. Por exemplo, a investigação efectuada entre as tribos Mizo documentou 124 espécies de plantas etnomedicinais utilizadas para uma variedade de doenças (Laldinfeli Ralte et al., 2024). Este rico património constitui um tesouro para a exploração científica, com potencial para descobrir novas formulações de medicamentos baseadas em utilizações tradicionais.

Documentar e validar as utilizações medicinais destas plantas é um passo crucial para o desenvolvimento de novos tratamentos farmacológicos. Garante que a eficácia destes remédios tradicionais é cientificamente comprovada, facilitando a sua adoção e adaptação pela medicina moderna. A validação implica testes e ensaios clínicos rigorosos, que podem levar à incorporação destes remédios tradicionais nos cuidados de saúde habituais.

O processo de documentação dos conhecimentos medicinais tradicionais tem vários objectivos. Em primeiro lugar, preserva estes conhecimentos para as gerações futuras. Sem documentação sistemática, muita desta informação corre o risco de se perder, especialmente porque as gerações mais novas podem não se envolver com estas práticas tradicionais. Ao registar estas práticas, os investigadores asseguram que o valioso conhecimento medicinal é arquivado para utilização e estudo contínuos.

Em segundo lugar, a validação através de métodos científicos dá credibilidade a estas práticas tradicionais. Quando a ciência moderna confirma o que as comunidades tribais sabem há séculos, não só reforça a posição do conhecimento tradicional como também encoraja a sua aceitação em círculos médicos mais alargados. Por exemplo, a utilização da Andrographis paniculata foi validada através de numerosos estudos que confirmam as suas propriedades imuno-reforçadoras e antipiréticas.

Por último, a documentação e a validação abrem caminho a novas inovações farmacológicas. Muitos medicamentos modernos têm origem na medicina tradicional, onde os conhecimentos etnobotânicos iniciais orientaram as investigações científicas subsequentes. Ao estudar e validar sistematicamente as utilizações tradicionais das plantas medicinais, os investigadores podem identificar compostos bioactivos que podem servir de base a novos medicamentos.

A importância da preservação dos conhecimentos indígenas vai para além dos benefícios imediatos para a saúde. Desempenha também um papel fundamental na conservação da biodiversidade. Muitas plantas medicinais utilizadas pelas comunidades tribais são endémicas de regiões específicas e a sua preservação está em consonância com objectivos mais amplos de conservação ambiental. Ao reconhecer e validar o valor medicinal destas plantas, os esforços para proteger os seus habitats naturais ganham uma justificação adicional.

Além disso, a investigação etnofarmacológica pode impulsionar o desenvolvimento socioeconómico em regiões tribais. Quando as plantas medicinais tradicionais são documentadas e validadas, podem tornar-se pontos focais para as indústrias locais, proporcionando novas oportunidades de subsistência. Isto pode capacitar economicamente as comunidades tribais, preservando simultaneamente o seu património cultural.

Tratamento de distúrbios gastrointestinais, cancro e COVID-19

Tradicionalmente, têm sido utilizadas plantas específicas para tratar perturbações gastrointestinais, incluindo problemas digestivos e úlceras. Durante séculos, os sistemas medicinais indianos, como o Ayurveda e o Unani, aproveitaram as propriedades terapêuticas de várias plantas para a saúde digestiva. Por exemplo, *a Terminalia chebula* , vulgarmente conhecida como Haritaki, é frequentemente utilizada para tratar a obstipação e promover uma digestão saudável. Os compostos bioactivos da Haritaki, como o ácido chebulínico e os taninos, apresentam actividades anti-inflamatórias e antioxidantes que ajudam a proteger o revestimento gastrointestinal das úlceras. Outra planta notável é a *Glycyrrhiza glabra* ou alcaçuz, que demonstrou eficácia no alívio dos sintomas de gastrite e úlceras pépticas. A raiz de alcaçuz contém glicirrizina, um composto que reduz a inflamação e promove a cicatrização da mucosa, proporcionando assim alívio das condições ulcerativas.

Para além do tratamento de distúrbios gastrointestinais, algumas plantas mostraram-se promissoras no tratamento do cancro devido aos seus compostos bioactivos com propriedades anticancerígenas. Uma dessas plantas é a *Withania somnifera* , vulgarmente conhecida como Ashwagandha. A investigação indica que a withaferina A, uma lactona esteroidal presente na Ashwagandha, apresenta uma atividade anticancerígena significativa. Induz a apoptose (morte celular programada) nas células cancerosas, poupando as células normais, o que a torna uma potencial terapia adjuvante em oncologia. Além disso, *a Curcuma longa* , ou curcuma, contém curcumina, um composto polifenólico conhecido pelos seus efeitos anticancerígenos. A curcumina inibe a proliferação de células cancerígenas e as metástases através da modulação de várias vias moleculares, incluindo a supressão do fator nuclear-kappa B (NF-κB) e a ativação da proteína supressora de tumores p53 (Eddouks et al., 2014).

Durante a pandemia de COVID-19, as plantas medicinais tradicionais foram exploradas pelos seus potenciais efeitos antivirais. O aumento súbito de casos levou os investigadores a investigar remédios naturais que pudessem complementar os tratamentos convencionais. Plantas como o *Ocimum sanctum* (manjericão sagrado) e a *Tinospora cordifolia* (Guduchi) chamaram a atenção pelas suas propriedades imunomoduladoras e antivirais. O manjericão sagrado é rico em eugenol e ácido ursólico, compostos que melhoram a resposta imunitária e inibem a replicação viral. Do mesmo modo, a Guduchi contém alcalóides como a berberina, que apresentam uma atividade antiviral de largo espetro e reforçam os mecanismos de defesa do organismo. Estudos preliminares sugerem que estas plantas podem atenuar a gravidade dos sintomas da COVID-19 e ajudar a uma recuperação mais rápida, embora sejam essenciais ensaios clínicos exaustivos para obter provas conclusivas (Sofowora et al., 2013).

É necessária investigação científica para validar estas utilizações terapêuticas e integrá-las nos tratamentos convencionais. Embora os conhecimentos tradicionais forneçam informações valiosas, a ciência moderna deve testar e confirmar rigorosamente a eficácia e a segurança destas plantas medicinais. Ensaios aleatórios controlados (RCT) e meta-
são necessárias análises para estabelecer dosagens normalizadas, identificar potenciais efeitos secundários e garantir resultados consistentes em diversas populações. Por exemplo, embora a curcumina da curcuma tenha demonstrado propriedades anticancerígenas in vitro, a sua baixa biodisponibilidade nos seres humanos constitui um desafio. Os investigadores estão a explorar novos sistemas de administração, como as nanopartículas de curcumina, para aumentar o seu potencial terapêutico. Para além

disso,
a colaboração interdisciplinar entre etnobotânicos, farmacologistas e clínicos é crucial para colmatar o fosso entre a sabedoria tradicional e a medicina moderna (Eddouks et al., 2014).

Métodos de consumo e formulários de candidatura

As plantas medicinais tradicionais são consumidas por via oral, aplicadas externamente ou preparadas como remédios à base de plantas. Os métodos de consumo e aplicação influenciam significativamente a eficácia destes tratamentos. Assim, a compreensão destas abordagens é essencial para uma utilização eficaz e uma potencial normalização nos cuidados de saúde modernos.

O consumo oral é um dos métodos mais comuns de utilização das plantas medicinais tradicionais. Este método inclui várias formas, como os chás e as decocções. Os chás são simples de preparar e envolvem frequentemente a imersão de material vegetal em água quente para extrair compostos benéficos. Por exemplo, o chá de camomila é amplamente conhecido pelas suas propriedades calmantes e é utilizado para ajudar na ansiedade e no sono (University of Rochester Medical Centre, 2014). As decocções diferem dos chás porque requerem a fervura de materiais vegetais mais duros, como raízes ou cascas, o que liberta compostos bioactivos mais potentes. Um exemplo é a decocção de raiz de gengibre, normalmente utilizada para aliviar problemas digestivos e náuseas.

A aplicação externa envolve a utilização de plantas sob a forma de pastas, pomadas e cataplasmas. Estas preparações são aplicadas diretamente na pele para tratar várias condições, incluindo inflamações, feridas e infecções cutâneas. Por exemplo, a pasta de curcuma é conhecida pelas suas propriedades anti-inflamatórias e antimicrobianas. É frequentemente aplicada em feridas para promover a cicatrização e prevenir infecções. A preparação envolve a mistura de açafrão-da-terra em pó com água ou óleo para criar uma pasta que pode ser facilmente aplicada na área afetada.

Os remédios à base de plantas também podem assumir a forma de infusões e tinturas. As infusões, semelhantes aos chás, utilizam água quente para extrair os compostos da planta, mas normalmente envolvem tempos de maceração mais longos e maiores quantidades de material vegetal. São frequentemente utilizadas para partes de plantas mais delicadas, como flores e folhas. As tinturas, por outro lado, utilizam álcool ou glicerina para extrair e preservar os compostos activos. Estas são formas altamente concentradas de preparações de plantas medicinais e podem ser armazenadas durante longos períodos. A tintura de equinácea, por exemplo, é frequentemente utilizada para reforçar o sistema imunitário e prevenir infecções respiratórias (University of Rochester Medical Centre, 2014).

Cada método de preparação e aplicação é adaptado a doenças e contextos de utilização específicos. Para problemas internos como perturbações digestivas ou respiratórias, é geralmente preferível o consumo oral. Os chás e decocções de ervas são meios suaves mas eficazes de proporcionar benefícios terapêuticos a todo o corpo. As aplicações externas, como pastas e cataplasmas, são adequadas para condições localizadas, como infecções cutâneas, inflamações e feridas. O contacto direto permite que os compostos activos actuem precisamente onde é necessário, proporcionando um alívio direcionado.

O modo de preparação e aplicação tem frequentemente impacto na eficácia do tratamento. Por exemplo, no tratamento de uma doença de pele, a aplicação de uma pasta diretamente na zona afetada pode proporcionar um alívio mais rápido do que o consumo de um chá de ervas. A concentração de compostos activos nas diferentes preparações também varia. Uma decocção pode conter ingredientes bioactivos mais fortes do que um simples chá, o que a torna mais eficaz para determinadas doenças. Compreender estas nuances ajuda os médicos a escolher o método adequado para cada caso específico.

Além disso, o conhecimento tradicional sobre estes métodos é fundamental. Os curandeiros indígenas têm transmitido técnicas ao longo de gerações, afinando o equilíbrio entre eficácia e segurança. Ao estudar estas práticas tradicionais, a medicina moderna pode obter informações para otimizar a utilização das plantas medicinais. Há um interesse crescente em normalizar estes métodos para garantir resultados consistentes. A normalização pode implicar a definição de diretrizes precisas de preparação, dosagens e técnicas de aplicação, alinhando a sabedoria tradicional com o rigor científico.

Além disso, é necessário ter em conta a qualidade do material vegetal utilizado. As plantas devem ser obtidas de forma sustentável e processadas corretamente para preservar as suas propriedades medicinais. Factores como a qualidade do solo, o tempo de colheita e os métodos de secagem podem ter impacto na potência e na eficácia do produto final. As condições de armazenamento adequadas, incluindo a proteção contra a luz, o calor e a humidade, são também cruciais para manter a estabilidade e a eficácia das plantas medicinais.

A integração das plantas medicinais tradicionais nos cuidados de saúde modernos exige uma abordagem multidisciplinar. A colaboração entre os curandeiros tradicionais, os médicos e os investigadores pode levar a uma melhor compreensão e utilização destes valiosos recursos. Os estudos clínicos e a validação científica dos métodos tradicionais podem fornecer diretrizes baseadas em provas, aumentando a credibilidade e a aceitação na medicina contemporânea.

A normalização potencial dos cuidados de saúde modernos também abre portas a novas opções terapêuticas. Muitos medicamentos modernos têm origem em plantas medicinais, e a investigação em curso continua a revelar novos benefícios para a saúde. Por exemplo, a utilização do alho para reduzir a inflamação e combater os germes tem sido bem documentada e integrada tanto em suplementos alimentares como em produtos farmacêuticos (alasisi, n.d.). Explorando as utilizações tradicionais e validando-as cientificamente, podemos alargar o nosso arsenal de tratamentos para várias doenças.

Além disso, é essencial educar os profissionais de saúde sobre os benefícios e as aplicações das plantas medicinais. Muitas escolas de medicina e programas de formação incluem atualmente cursos sobre fitoterapia e cuidados de saúde integrativos. Esta formação dota os profissionais de saúde dos conhecimentos necessários para incorporar com segurança as plantas medicinais nos regimes de tratamento, oferecendo aos doentes opções de cuidados mais holísticas.

Preservação dos conhecimentos tradicionais

No domínio das práticas medicinais tradicionais, a preservação dos vastos conhecimentos detidos pelos curandeiros tradicionais é de importância primordial. Os curandeiros tradicionais, frequentemente conhecidos como vaidyas ou hakims na Índia, são os principais guardiões de um manancial de informação que tem sido meticulosamente transmitido ao longo de gerações. Estes conhecimentos abrangem a identificação de plantas medicinais, métodos de preparação de remédios e uma compreensão profunda das suas aplicações e limitações. O conhecimento medicinal tradicional é uma rica tapeçaria tecida a partir de séculos de observação, experimentação e prática. Os curandeiros desenvolveram um intrincado sistema de conhecimentos sobre as plantas a utilizar para doenças específicas, as dosagens corretas e os métodos de administração. Por exemplo, as folhas de neem são conhecidas pelas suas propriedades antibacterianas, enquanto a curcuma é valorizada pelos seus efeitos anti-inflamatórios. Estas especificidades são bem conhecidas dos praticantes tradicionais que dedicaram as suas vidas a dominar estas artes antigas.

A preservação destes conhecimentos é crucial, não só para honrar o património cultural, mas também pelo potencial que encerram para a medicina moderna. As gerações futuras poderão beneficiar imenso da sabedoria acumulada dos curandeiros tradicionais. Como refere a Organização Mundial de Saúde, uma percentagem significativa dos produtos farmacêuticos modernos tem origem em fontes naturais e nos conhecimentos tradicionais (Organização Mundial de Saúde, 2023). Compostos como a aspirina e a artemisinina são exemplos de como os remédios tradicionais evoluíram para tratamentos reconhecidos mundialmente.

Garantir a sobrevivência destas práticas tradicionais requer documentação e validação. Muitos métodos tradicionais de cura, embora empíricos, carecem do rigor científico exigido pelos padrões médicos contemporâneos. Assim, há uma necessidade urgente de registar e estudar sistematicamente estas práticas, avaliando a sua eficácia através de métodos científicos modernos. A colaboração com os curandeiros tradicionais para documentar e preservar os seus conhecimentos pode criar um repositório de informação de valor inestimável.

Além disso, a colaboração entre curandeiros tradicionais e cientistas modernos pode conduzir a soluções inovadoras no domínio dos cuidados de saúde. A integração dos conhecimentos medicinais tradicionais com a investigação científica contemporânea constitui uma via promissora para a descoberta de novos medicamentos e terapias. Por exemplo, a descoberta da artemisinina, um tratamento eficaz para a malária, que ganhou o Prémio Nobel, baseou-se na literatura médica tradicional chinesa (Organização Mundial de Saúde, 2023).

Esta abordagem de colaboração exige respeito mútuo e abertura de espírito. Os cientistas devem reconhecer o valor do conhecimento tradicional, enquanto os curandeiros devem estar dispostos a adaptar algumas das suas práticas para se alinharem com o escrutínio científico. A criação de um ambiente onde ambas as partes possam trocar ideias e conhecimentos é essencial para aproveitar todo o potencial dos conhecimentos medicinais tradicionais.

Para facilitar essas colaborações, podem ser tomadas várias medidas:

1. **Estabelecimento de parcerias de**

investigação : Incentivar parcerias entre curandeiros tradicionais e instituições como universidades e centros de investigação pode promover a aprendizagem mútua e a inovação. Estas parcerias podem efetuar estudos conjuntos para explorar as propriedades medicinais de várias plantas e desenvolver protocolos normalizados para a sua utilização.

1. **Programas de formação**: A organização de programas de formação que ensinem aos curandeiros tradicionais as metodologias científicas modernas e a ética médica pode colmatar o fosso entre as práticas tradicionais e contemporâneas. Do mesmo modo, os programas de formação destinados aos cientistas para que compreendam e respeitem os sistemas de conhecimento tradicionais podem promover uma abordagem mais holística dos cuidados de saúde.

1. **Quadros jurídicos e éticos**: É vital desenvolver quadros jurídicos que protejam os direitos de propriedade intelectual dos curandeiros tradicionais. A garantia de que estes recebem o devido reconhecimento e compensação pelas suas contribuições pode motivá-los a partilhar abertamente os seus conhecimentos.

1. **Campanhas de sensibilização do público**: a

sensibilização da população em geral para os benefícios da medicina tradicional e para a importância de preservar estes conhecimentos pode obter o apoio do público. As campanhas educativas podem destacar histórias de sucesso e incentivar as pessoas a apoiar iniciativas destinadas a integrar as práticas medicinais tradicionais e modernas.

1. **Iniciativas de base** comunitária: A implementação de projectos de base comunitária que envolvam curandeiros locais nos cuidados de saúde primários pode melhorar a prestação de cuidados de saúde, especialmente em zonas rurais onde o acesso a instalações médicas convencionais é limitado. Estas iniciativas podem servir de estudos de casos para demonstrar a eficácia da integração da medicina tradicional nos cuidados de saúde gerais.

O papel dos curandeiros tradicionais não se limita ao tratamento de doenças, mas desempenha também um papel essencial na manutenção da identidade cultural e da biodiversidade das suas regiões. Muitas plantas medicinais utilizadas pelos curandeiros tradicionais são nativas de regiões específicas e estão frequentemente ameaçadas devido à desflorestação e à urbanização. Por conseguinte, a preservação dos conhecimentos medicinais tradicionais implica também a conservação dos habitats naturais onde estas plantas se desenvolvem.

A investigação interdisciplinar que inclui botânicos, ecologistas e profissionais de saúde pode ajudar na conservação das plantas medicinais. O cultivo de plantas medicinais em ambientes controlados, como jardins botânicos, ou o estabelecimento de práticas de colheita sustentáveis podem garantir a sua disponibilidade para as gerações futuras.

Além disso, a integração dos conhecimentos da medicina tradicional no sistema de saúde em geral pode colmatar algumas das lacunas deixadas pela medicina moderna. Os curandeiros tradicionais adoptam frequentemente uma abordagem holística, considerando não só o bem-estar físico, mas também o emocional e espiritual dos seus pacientes. Esta perspetiva holística pode enriquecer as práticas médicas modernas, que por vezes se centram apenas no tratamento sintomático.

Por exemplo, as práticas ayurvédicas dão ênfase ao equilíbrio e à harmonia do corpo e da mente, oferecendo técnicas como o ioga e a meditação para a gestão do stress e o bem-estar geral. Os profissionais médicos modernos podem incorporar estas práticas holísticas para prestar cuidados mais abrangentes aos seus doentes.

Considerações finais

O capítulo explorou a eficácia, os conhecimentos tradicionais e as potenciais aplicações médicas das plantas medicinais indianas, nomeadamente as suas propriedades anti-veneno de serpentes e as suas utilizações etnofarmacológicas. Compostos-chave como o β-sitosterol e o estigmasterol mostraram-se promissores em remédios à base de plantas para o tratamento de mordeduras de cobra, oferecendo potencialmente alternativas económicas aos antivenenos convencionais. Os investigadores salientaram a importância de combinar o conhecimento indígena com a validação científica para desenvolver tratamentos eficazes. Além disso, os conhecimentos dos curandeiros tradicionais sobre estas plantas são cruciais para manter e explorar o seu potencial medicinal.

Além disso, a preservação e documentação das práticas medicinais tradicionais é essencial para as gerações futuras e para a integração dos cuidados de saúde modernos. Para tal, é necessária a colaboração entre os curandeiros tradicionais e os cientistas, centrando-se na validação empírica através de uma investigação rigorosa. Salientando a necessidade de utilização sustentável e de conservação das plantas medicinais, o capítulo sublinha a sua atual relevância no tratamento de doenças que vão desde os distúrbios gastrointestinais até aos potenciais papéis na gestão do cancro e da COVID-19. Uma abordagem multidisciplinar que envolva etnobotânicos, farmacologistas e clínicos pode colmatar o fosso entre a sabedoria antiga e a medicina moderna, melhorando as nossas opções terapêuticas.

Lista de referências

Aziz, M. A., Adnan, M., Khan, A. H., Shahat, A. A., Al-Said, M. S., & Ullah, R. (2018, 9 de janeiro). *Usos tradicionais de plantas medicinais praticados pelas comunidades indígenas na Agência Mohmand, FATA, Paquistão* . Jornal de Etnobiologia e Etnomedicina. https://doi.org/10.1186/s13002-017-0204-5

Dey, A., & De, J. (2011, 5 de outubro). *Uso tradicional de plantas contra picada de cobra no subcontinente indiano: A Review of the Recent Literature* . Revista Africana de Medicinas Tradicionais, Complementares e Alternativas. https://doi.org/10.4314/ ajtcam.v9i1.20

Eddouks, M., Chattopadhyay, D., De Feo, V., & Cho, W. C. (2014, 26 de março). *Plantas Medicinais na Prevenção e Tratamento de Doenças Crónicas 2013* . Medicina Complementar e Alternativa Baseada em Evidências. https://doi.org/ 10.1155/2014/180981

Lampiao, F., Chisaka, J., & Clements, C. (2019, 21 de junho). *Comunicação entre médicos tradicionais e profissionais médicos ocidentais*. Fronteiras em Sociologia. https:// doi.org/10.3389/fsoc.2019.00037

Laldinfeli Ralte, Hmingremhlua Sailo, & Y. Tunginba Singh. (2024, 3 de janeiro). *Estudo etnobotânico de plantas medicinais utilizadas pela comunidade indígena da região oeste de Mizoram, Índia*. Journal of Ethnobiology and Ethnomedicine; BioMed Central. https://doi.org/ 10.1186/s13002-023-00642-z

Makhija, I.K., & Khamar, D. (2010). *Propriedades anti veneno de cobra de plantas medicinais . Der Pharmacia Lettre* , 2(5), 399-411. https://doi.org/ 10.1016/dfpharm.2010.3QQ411

Sofowora, A., Ogunbodede, E., & Onayade, A. (2013, 12 de agosto). *O papel e o lugar das plantas medicinais nas estratégias de prevenção de doenças*. Revista Africana de Medicinas Tradicionais, Complementares e Alternativas: AJTCAM; Redes Africanas de

Etnomedicina. https://www.ncbi.nlm.nih.gov/pmc/articles/ PMC3847409/

Centro Médico da Universidade de Rochester. (2014). *Um guia para ervas medicinais comuns - Enciclopédia de Saúde - Centro Médico da Universidade de Rochester* . Rochester.edu; Centro Médico da Universidade de Rochester. https://www.urmc.rochester.edu/encyclopedia/content.aspx?contenttypeid=1&contentid=1169
Organização Mundial da Saúde. (2023, agosto 10). *A medicina tradicional tem uma longa história de contribuição para a medicina convencional e continua a ser promissora* . Organização Mundial de Saúde. https://www.who.int/news-room/ feature-stories/detail/traditional-medicine-has-a- long-history-of-contributing-to-conventional- medicine-and-continues-to-hold-promise alasisi. (n.d.). *Plantas Medicinais* . Faculdade de Agricultura, Alimentação e Recursos Naturais. Recuperado em 18 de julho de 2024, de https://www.pvamu.edu/cafnr/homepage/research/plant-system/ medicinal-plants/

Capítulo 3: Plantas medicinais nos cuidados de saúde tradicionais: Os remédios escondidos de Surgana Block

O papel das plantas medicinais nas práticas tradicionais de cuidados de saúde é essencial para compreender como comunidades como as do Bloco Surgana gerem a saúde e o bem-estar. As plantas medicinais têm sido, desde há muito, um elemento básico no tratamento de várias doenças devido à sua acessibilidade, eficácia e significado cultural. Em muitas áreas, estes remédios naturais constituem a espinha dorsal dos cuidados de saúde primários, particularmente onde as instalações médicas modernas podem não estar prontamente disponíveis. Como tal, o estudo destas plantas e das suas aplicações fornece informações valiosas sobre as práticas de cuidados de saúde históricas e contemporâneas.

Este capítulo abordará vários aspectos fundamentais relacionados com a utilização de plantas medicinais no bloco de Surgana. Explorará as plantas específicas identificadas nesta região e as suas propriedades terapêuticas, bem como o conhecimento indígena detido pelos curandeiros locais, conhecidos como vaidoos. O texto abordará também os factores socioeconómicos que influenciam o recurso a tratamentos à base de plantas, incluindo os benefícios em termos de custo-eficácia e acessibilidade que proporcionam. Além disso, o capítulo destaca os desafios ecológicos e de conservação associados à preservação destes recursos vitais. Os leitores obterão uma compreensão abrangente das dimensões culturais, económicas e ambientais da utilização de plantas medicinais nas práticas tradicionais de cuidados de saúde.

Importância das plantas medicinais nos cuidados de saúde tradicionais

As plantas medicinais desempenham um papel vital nas práticas tradicionais de cuidados de saúde no Bloco Surgana, oferecendo remédios eficazes e económicos para várias doenças. A utilização de plantas medicinais remonta a tempos antigos e continua a ser parte integrante dos sistemas de saúde em todo o mundo. No contexto do Bloco de Surgana, estas plantas fornecem soluções acessíveis para o tratamento de diversas condições de saúde.

Uma das principais razões pelas quais as plantas medicinais são cruciais nos cuidados de saúde tradicionais é a sua eficácia no tratamento de várias doenças. Muitas plantas possuem propriedades terapêuticas que podem aliviar os sintomas ou mesmo curar doenças. Por exemplo, o neem é conhecido pelas suas propriedades antifúngicas, antibacterianas e anti-inflamatórias, o que o torna um remédio versátil para doenças e infecções da pele. Do mesmo modo, a arjuna é utilizada para a saúde cardiovascular, ajudando a gerir a tensão arterial e a melhorar a função cardíaca (Sissi Wachtel-Galor & F, 2011).

Estas plantas oferecem uma abordagem natural e holística dos cuidados de saúde, que é frequentemente preferida aos medicamentos sintéticos devido aos seus efeitos secundários mais reduzidos.

A utilização de remédios à base de plantas para tratar doenças comuns depende em grande medida do conhecimento indígena que os vaidoos (curandeiros tradicionais) locais possuem. Os vaidoos têm uma vasta experiência e conhecimento da flora local e das suas propriedades medicinais, o que lhes permite preparar tratamentos eficazes para uma variedade de problemas de saúde. Este conhecimento é transmitido de geração em geração, assegurando que a informação valiosa sobre os remédios à base de plantas permanece na comunidade. Por exemplo, os vaidoos podem utilizar a curcuma, pelas suas propriedades anti-inflamatórias e antioxidantes, para tratar feridas e infecções, ou o gengibre, pelos seus benefícios digestivos, para aliviar doenças gastrointestinais (Organização Mundial de

Saúde, 2023).

A relação custo-eficácia é outro fator crítico que faz das plantas medicinais uma escolha preferida para os cuidados de saúde locais. Em áreas rurais como o Bloco Surgana, o acesso a instalações modernas de cuidados de saúde pode ser limitado devido a restrições económicas. As plantas medicinais oferecem uma alternativa de baixo custo, reduzindo os encargos financeiros das famílias, ao mesmo tempo que proporcionam um tratamento eficaz. Por exemplo, a casca da árvore de neem pode ser usada para criar uma pasta para tratar doenças de pele a uma fração do custo dos cremes comerciais. Esta acessibilidade de preços garante que os cuidados de saúde não se limitam aos que têm meios financeiros, mas são acessíveis a todos os membros da comunidade.

A disponibilidade de plantas medicinais garante que os recursos de saúde são acessíveis às populações rurais. Ao contrário dos medicamentos, que podem exigir transporte e instalações de armazenamento, as plantas medicinais podem ser cultivadas localmente e colhidas conforme necessário. Esta disponibilidade local significa que os indivíduos em áreas remotas não têm de percorrer longas distâncias para procurar cuidados médicos. Em vez disso, podem contar com os recursos naturais à sua volta para manter a sua saúde. Por exemplo, as folhas da planta do manjericão estão facilmente disponíveis e podem ser utilizadas para aumentar a imunidade e aliviar o stress, proporcionando benefícios imediatos em termos de cuidados de saúde sem necessidade de recursos externos.

Além disso, a dependência de plantas medicinais promove a autossuficiência das comunidades. Ao cultivar e utilizar plantas locais para os cuidados de saúde, os residentes tornam-se menos dependentes de sistemas de saúde externos, que podem nem sempre ser fiáveis ou acessíveis. Esta autossuficiência promove um sentimento de capacitação e resiliência, uma vez que os indivíduos podem tomar conta da sua saúde utilizando os conhecimentos e recursos de que dispõem. Também incentiva práticas sustentáveis, uma vez que o cultivo de plantas medicinais envolve frequentemente métodos de agricultura biológica que são amigos do ambiente e apoiam a biodiversidade.

Para além do seu papel principal no tratamento de doenças, as plantas medicinais contribuem para a promoção da saúde em geral e para a prevenção de doenças. A utilização regular de certas ervas e plantas pode reforçar a função imunitária, melhorar a digestão e promover o bem-estar mental. Por exemplo, o consumo regular de amla (groselha indiana) é conhecido por aumentar a imunidade e fornecer níveis elevados de vitamina C, o que ajuda a prevenir constipações e infecções comuns. Estas medidas preventivas reduzem a incidência de doenças e melhoram a saúde geral da população.

As práticas tradicionais de cuidados de saúde que envolvem plantas medicinais também reflectem o património cultural e a identidade do Bloco Surgana. Estas práticas estão profundamente enraizadas na história e nas tradições da comunidade, promovendo um sentido de continuidade e ligação ao passado. Ao preservar e promover a utilização de plantas medicinais, a comunidade mantém o seu legado cultural ao mesmo tempo que se adapta aos desafios contemporâneos dos cuidados de saúde. Este significado cultural reforça a importância de proteger os conhecimentos e práticas tradicionais para as gerações futuras.

Além disso, a integração das plantas medicinais nos sistemas de saúde modernos pode aumentar a eficácia global dos tratamentos. A combinação de remédios tradicionais à base de plantas com a medicina convencional cria uma abordagem mais abrangente dos cuidados de saúde, abordando tanto os sintomas como as causas subjacentes das doenças. Por exemplo, a utilização do gengibre para controlar as náuseas, juntamente com a medicação prescrita para os doentes de quimioterapia, pode melhorar a sua qualidade de vida e os resultados do tratamento. Esta abordagem integrativa aproveita os pontos fortes da medicina tradicional e moderna, proporcionando aos doentes os melhores cuidados possíveis.

Os esforços para documentar e validar cientificamente as propriedades terapêuticas das plantas medicinais são essenciais para a sua utilização e aceitação contínuas. Os estudos de investigação podem fornecer apoio baseado em provas para a eficácia e segurança dos remédios à base de plantas, encorajando a sua incorporação nas práticas de cuidados de saúde correntes. Por exemplo, as investigações científicas sobre as propriedades antidiabéticas do melão amargo confirmaram o seu potencial para baixar os níveis de açúcar no sangue, o que levou ao aumento da sua utilização no controlo da diabetes (Sissi Wachtel-Galor & F, 2011). Esta validação não só reforça a credibilidade das práticas tradicionais, como também abre caminho ao desenvolvimento de novos tratamentos baseados em compostos naturais.

As organizações e os governos devem apoiar iniciativas destinadas a conservar as espécies de plantas medicinais e os seus habitats. A colheita excessiva e a degradação ambiental representam ameaças significativas à disponibilidade destes recursos vitais. A implementação de práticas de colheita sustentáveis e a promoção do cultivo de plantas medicinais podem ajudar a preservar a biodiversidade e garantir a disponibilidade contínua destas plantas para utilização futura. Os esforços de conservação devem envolver as comunidades locais, tirando partido dos seus conhecimentos tradicionais e incentivando a sua participação ativa na salvaguarda destes valiosos recursos.

Os programas de educação e sensibilização podem promover ainda mais a utilização de plantas medicinais nos cuidados de saúde. Ao informar o público sobre os benefícios e as utilizações das plantas locais, estas iniciativas podem capacitar os indivíduos para tomarem decisões informadas sobre a sua saúde. Workshops e sessões de formação para profissionais de saúde podem também facilitar a integração de remédios tradicionais na prática médica moderna, melhorando a qualidade geral dos serviços de saúde.

Metodologia de investigação e recolha de dados

A metodologia de investigação e o processo de recolha de dados utilizados no estudo das plantas medicinais no bloco de Surgana foram cruciais para a recolha de dados exactos e abrangentes. O método primário envolveu a realização de entrevistas presenciais com vaidoos (curandeiros tradicionais) de nove aldeias diferentes no taluka de Surgana. Este envolvimento direto permitiu aos investigadores estabelecer uma relação com os vaidoos, assegurando que a informação recolhida era detalhada e autêntica.

O principal objetivo destas entrevistas era obter informações sobre a disponibilidade e a utilização de plantas medicinais nesta região. Ao falar diretamente com os vaidoos, que são profundos conhecedores da flora local, os investigadores puderam documentar quais as plantas utilizadas para doenças específicas, como eram preparadas e a frequência da sua utilização. Esta abordagem assegurou que os dados recolhidos não só eram ricos em pormenores, mas também reflectiam as práticas tradicionais reais.

A compreensão dos sistemas de saúde nativos através da perspetiva dos vaidoos foi outro dos objectivos da investigação. Os vaidoos ofereceram informações valiosas sobre a forma como os métodos de cura tradicionais foram transmitidos ao longo das gerações. Explicaram o significado cultural de certas plantas e a forma como estas plantas desempenhavam um papel em vários rituais e práticas quotidianas de cuidados de saúde. Ao documentar estes aspectos, o estudo proporcionou uma visão holística do sistema de saúde nativo, realçando a importância de preservar este conhecimento para as gerações futuras.

Uma parte integrante da investigação foi a

documentação do conhecimento tradicional das plantas medicinais para o tratamento de uma vasta gama de problemas de saúde. Os vaidoos partilharam os seus conhecimentos sobre numerosas plantas, descrevendo em pormenor as suas utilizações para doenças como perturbações gastrointestinais, inflamações, problemas respiratórios e doenças de pele. Por exemplo, foi notado que as folhas frescas eram frequentemente preferidas pela sua potência, enquanto os materiais vegetais secos eram utilizados quando as fontes frescas não estavam disponíveis. Métodos de preparação específicos, como decocções, infusões e pastas tópicas, foram meticulosamente registados para garantir que o conhecimento era preservado com precisão.

Estas entrevistas também lançaram luz sobre os factores socioeconómicos que influenciam a utilização de plantas medicinais. Muitos dos vaidoos sublinharam a relação custo-eficácia da utilização de plantas disponíveis localmente em comparação com a compra de produtos farmacêuticos modernos. Este fator é especialmente significativo nas zonas rurais, onde o acesso aos serviços de saúde convencionais pode ser limitado. O estudo salientou o facto de a dependência das plantas medicinais constituir uma opção de cuidados de saúde acessível e sustentável para a população local.

Além disso, os vaidoos discutiram o significado ecológico

de certas plantas e o impacto das alterações ambientais na sua disponibilidade. Manifestaram a sua preocupação com a colheita excessiva e a destruição do habitat, que ameaçam a sustentabilidade destes recursos vitais. Este aspeto da investigação sublinha a necessidade de esforços de conservação para proteger estas plantas e assegurar a sua disponibilidade contínua para as práticas tradicionais de cuidados de saúde.

A recolha de dados também envolveu a observação dos vaidoos enquanto preparavam e administravam os tratamentos. Esta abordagem prática permitiu aos investigadores verificar os métodos descritos durante as entrevistas e obter uma compreensão mais profunda das aplicações práticas dos conhecimentos partilhados. Foram tomadas notas pormenorizadas sobre as quantidades utilizadas, a combinação de diferentes partes de plantas e a duração dos tratamentos. Estes dados de observação complementaram a informação obtida nas entrevistas, fornecendo um quadro abrangente das práticas medicinais tradicionais.

O estudo incluiu uma revisão da literatura existente sobre as propriedades fitoquímicas das plantas mencionadas pelos vaidoos. Esta etapa foi essencial para validar as alegações tradicionais e fornecer uma base científica para as suas utilizações. Por exemplo, a análise de certas plantas revelou a presença de compostos activos como taninos, alcalóides e saponinas, que têm efeitos terapêuticos conhecidos. Esta validação científica não só apoiou as utilizações tradicionais, como também abriu pistas de investigação para o desenvolvimento de novas aplicações farmacológicas.

Para garantir a exatidão e a fiabilidade dos dados, os investigadores utilizaram uma abordagem sistemática para registar e categorizar a informação. Cada planta mencionada pelos vaidoos foi cuidadosamente documentada, juntamente com o seu nome local, identidade botânica e família. Foram incluídas descrições pormenorizadas das doenças tratadas, as partes da planta utilizadas e o modo de administração. Este processo de documentação meticuloso foi crucial para a criação de uma base de dados abrangente que pode servir de referência para futuros estudos e iniciativas de cuidados de saúde.

Além disso, o estudo salientou a importância de preservar o conhecimento tradicional das plantas medicinais. Os vaidoos sublinharam que este conhecimento está em risco de se perder, uma vez que as gerações mais jovens estão menos inclinadas a aprender e a praticar estes métodos tradicionais. A investigação sublinhou a necessidade de programas educativos e iniciativas comunitárias para transmitir este conhecimento inestimável às gerações futuras. Ao sensibilizar para o significado destas práticas, o estudo teve como objetivo incentivar a preservação e a continuação dos sistemas de saúde tradicionais.

Identificação das principais plantas medicinais

Na nossa investigação sobre as práticas tradicionais de cuidados de saúde no Bloco Surgana, identificámos várias plantas medicinais importantes, conhecidas pelas suas propriedades terapêuticas. Este subponto centra-se na apresentação destas plantas e na elucidação das suas aplicações específicas.

O neem (Azadirachta indica) destaca-se pela sua utilização extensiva em vários tratamentos. Conhecida localmente como a "farmácia da aldeia", a neem tem propriedades antibacterianas, antifúngicas e anti-inflamatórias. As folhas, a casca e as sementes são usadas para tratar doenças de pele como eczema, acne e psoríase. O óleo de Neem é frequentemente aplicado topicamente para acalmar irritações da pele e acelerar a cicatrização de feridas. A sua capacidade de combater infecções bacterianas também o torna eficaz contra problemas dentários como a gengivite, onde os ramos de neem são normalmente mastigados para manter a higiene oral.

O kahandol (Desmodium gangeticum), outra planta importante identificada em Surgana, é tradicionalmente utilizado para tratar uma série de doenças. É particularmente valorizada pelo seu papel no tratamento de fracturas ósseas. As raízes do kahandol são fervidas para criar uma decocção que é consumida para acelerar o processo de cura de ossos partidos. Além disso, esta planta possui propriedades anti-inflamatórias que ajudam a reduzir o inchaço e a dor associados às fracturas.

O Kortul (Holarrhena antidysenterica) é conhecido pela sua eficácia no tratamento de problemas gastrointestinais. É utilizada principalmente para tratar problemas como a diarreia e a disenteria. As sementes e a casca da kortul são moídas num pó e administradas oralmente a pacientes que sofrem destas condições, proporcionando alívio ao combater os agentes patogénicos responsáveis pelos distúrbios gastrointestinais. Além disso, a kortul apresenta fortes propriedades antidiarreicas, o que a torna um componente crucial na medicina tradicional para manter a saúde digestiva.

A Arjuna Sadda (Terminalia arjuna) é muito apreciada pelos seus benefícios cardiovasculares. Tradicionalmente, a casca da Arjuna Sadda é utilizada para tratar doenças relacionadas com o coração, incluindo a hipertensão e a angina. Uma decocção feita a partir da casca é consumida regularmente para fortalecer os músculos do coração e melhorar a função cardíaca geral. Além disso, a casca de Arjuna Sadda contém antioxidantes que ajudam a reduzir o stress oxidativo, melhorando assim o bem-estar cardiovascular.

De seguida, vamos aprofundar as propriedades terapêuticas das diferentes partes destas plantas. As folhas de neem são ricas em flavonóides e glicosídeos, que contribuem para os seus efeitos anti-inflamatórios. A casca contém nimbidina, que é conhecida pelas suas propriedades analgésicas. As sementes de neem produzem um óleo que é potente contra as infecções fúngicas devido a compostos como a azadiractina.

No caso do Kahandol, as raízes contêm alcalóides e flavonóides que conferem as suas propriedades de cicatrização óssea. Estes compostos promovem a regeneração óssea e ajudam a reduzir a inflamação, acelerando assim o processo de recuperação.

As sementes e a casca da Kortul são fontes de conessina e holarrenina, que exibem uma poderosa atividade antimicrobiana. Estes constituintes interrompem o crescimento de bactérias patogénicas, causando desconforto gastrointestinal e oferecendo um alívio sintomático eficaz.

A casca da Arjuna Sadda é rica em taninos e triterpenóides, nomeadamente o ácido arjúnico, que melhora a saúde do coração ao reduzir a tensão arterial e os níveis de colesterol. A presença destas substâncias químicas activas ajuda a reforçar os tecidos cardíacos e a promover a saúde vascular.

Exemplos de aplicações práticas por vaidoos locais, ou curandeiros tradicionais, ilustram ainda mais a integração destas plantas nos cuidados de saúde quotidianos. As folhas de Neem são esmagadas até formar uma pasta e aplicadas diretamente nas áreas afectadas da pele para tratar o acne e outras doenças da pele. Este método permite que as propriedades anti-sépticas da planta penetrem profundamente, eliminando infecções e reduzindo a inflamação.

Com o Kahandol, os vaidoos preparam uma decocção da raiz e administram-na por via oral a indivíduos com fracturas ósseas. Este remédio tradicional não só reduz a inflamação como também fornece os nutrientes essenciais necessários para a reparação dos ossos.

O pó de Kortul é misturado com água e administrado a doentes com diarreia grave. Os Vaidoos confiam nesta preparação devido à sua capacidade de restaurar rapidamente a saúde intestinal e parar os episódios de diarreia.

A casca de Arjuna Sadda é fervida para fazer uma decocção semelhante a um chá, que os pacientes bebem para controlar a tensão arterial elevada e as doenças cardíacas. Este método ajuda a garantir uma entrega consistente dos compostos benéficos da casca ao sistema cardiovascular.

Preservação de espécies vegetais raras

A preservação de espécies vegetais raras é fundamental para a utilização continuada da medicina tradicional, em particular no bloco Surgana do distrito de Nashik. A salvaguarda das práticas de cura tradicionais através da proteção da diversidade vegetal garante que estes remédios milenares permaneçam disponíveis para as gerações futuras. As plantas medicinais têm proporcionado às comunidades tratamentos eficazes para uma série de doenças, desempenhando um papel vital nos cuidados de saúde durante séculos. No entanto, a sustentabilidade destes recursos enfrenta ameaças significativas.

Uma das principais preocupações é a colheita excessiva. A procura crescente de plantas medicinais pode levar a uma recolha excessiva na natureza, colocando pressão sobre populações que podem não ser capazes de se regenerar com rapidez suficiente. A colheita excessiva perturba os ciclos naturais de crescimento, reduz a diversidade genética e aumenta o risco de extinção de algumas espécies. Por exemplo, estudos demonstraram que certas plantas medicinais são colhidas de tal forma que as suas capacidades de regeneração ficam gravemente comprometidas (Chen et al., 2016). Este facto torna imperativa a implementação de estratégias que equilibrem a utilização com a conservação.

A destruição dos habitats agrava ainda mais o risco para as plantas medicinais. A desflorestação, a expansão agrícola, a urbanização e as actividades mineiras resultam na perda de habitats naturais, que são cruciais para a sobrevivência de muitas espécies de plantas. À medida que estes habitats desaparecem, as plantas que deles dependem também diminuem. As relações intrincadas entre estas plantas e os seus ecossistemas significam que a destruição do habitat pode levar a efeitos em cascata, diminuindo a disponibilidade de várias espécies medicinais importantes. A proteção dos habitats naturais através de quadros jurídicos e de iniciativas lideradas pela comunidade pode contribuir significativamente para a preservação da diversidade vegetal.

A defesa da propagação de espécies raras é outra estratégia essencial. Os programas de cultivo podem ajudar a reduzir a pressão sobre as populações selvagens, proporcionando fontes alternativas para estas plantas valiosas. O cultivo de plantas em ambientes controlados, como viveiros ou jardins domésticos, assegura um abastecimento sustentável, preservando simultaneamente as populações selvagens. Além disso, os jardins botânicos e os bancos de sementes desempenham um papel fundamental na conservação dos recursos genéticos vegetais e na sua proteção contra a extinção. De acordo com a investigação, a integração das plantas medicinais na agricultura local e a criação de viveiros de plantas medicinais podem servir como medidas de conservação eficazes (Asigbaase et al., 2023).

O envolvimento da comunidade é crucial nos esforços de conservação. As comunidades locais possuem vastos conhecimentos sobre as propriedades medicinais e o significado cultural destas plantas. A sua participação ativa pode impulsionar iniciativas de conservação bem sucedidas. A educação dos aldeões sobre a importância de práticas de colheita sustentáveis e o seu envolvimento em projectos de recuperação de habitats pode fomentar um sentido de propriedade e de responsabilidade em relação à conservação das plantas medicinais. Os curandeiros tradicionais, conhecidos como vaidoos na região, podem também desempenhar um papel vital, partilhando os seus conhecimentos e promovendo práticas sustentáveis entre a geração mais jovem.

As estratégias de conservação in situ, em que as plantas são protegidas nos seus habitats naturais, são altamente eficazes. Esta abordagem mantém as condições ecológicas necessárias para o crescimento das plantas e preserva as interações complexas nos seus ecossistemas. O estabelecimento de áreas protegidas e reservas pode ajudar a atingir este objetivo, garantindo que as plantas continuam a evoluir com os seus ambientes nativos. Os estudos têm destacado a eficácia da conservação in situ na manutenção da biodiversidade e no apoio à utilização sustentável (Chen et al., 2016).

A conservação ex situ, ou a proteção de espécies vegetais fora dos seus habitats naturais, complementa os esforços in situ. Os jardins botânicos, os bancos de sementes e as instituições de investigação podem cultivar espécies raras, estudar as suas propriedades e reintroduzi-las na natureza quando as condições são favoráveis. Estas instituições servem de repositórios de material genético, proporcionando uma rede de segurança contra a perda de diversidade vegetal devida a alterações ambientais imprevisíveis ou a actividades humanas.

Os esforços de colaboração entre investigadores, agências governamentais, organizações não governamentais e comunidades locais são essenciais para a implementação bem sucedida de estratégias de conservação. As políticas que apoiam a colheita sustentável, a proteção do habitat e o cultivo de plantas medicinais têm de ser aplicadas a vários níveis. Além disso, o financiamento de projectos de conservação e investigação científica é vital para garantir que os esforços em curso sejam bem apoiados e eficazes.

A promoção da sensibilização do público para a importância da preservação das plantas medicinais pode também obter um apoio mais alargado às iniciativas de conservação. As campanhas educativas que destacam os benefícios da medicina tradicional e os riscos colocados pela perda da diversidade vegetal podem inspirar as pessoas a agir. Ao compreender a ligação direta entre a conservação das plantas e a saúde, é mais provável que as pessoas apoiem práticas sustentáveis e participem nos esforços de conservação.

A utilização sustentável e a conservação das plantas medicinais requerem uma abordagem multifacetada. A combinação de conhecimentos tradicionais com técnicas modernas de conservação pode produzir soluções inovadoras que respondam aos desafios actuais. Os esforços devem centrar-se tanto em acções imediatas para proteger as espécies ameaçadas como em estratégias a longo prazo para garantir a resiliência das populações de plantas.

Promoção de soluções de cuidados de saúde sustentáveis

Promover a utilização de plantas medicinais como soluções de saúde sustentáveis é essencial no mundo atual. As plantas medicinais são utilizadas há séculos e oferecem inúmeras vantagens em relação aos medicamentos sintéticos. Um dos principais benefícios da utilização de remédios naturais é o seu impacto ecológico. Ao contrário dos medicamentos sintéticos, que muitas vezes envolvem processos químicos nocivos para o ambiente, as plantas medicinais são colhidas e processadas minimamente, reduzindo a pegada ambiental. Por exemplo, a colheita de plantas como o neem ou a curcuma envolve menos poluentes químicos e conserva a biodiversidade, contribuindo para um ecossistema mais saudável.

A sensibilização do público para as vantagens da medicina tradicional deve ser abordada de forma mais ativa. Muitas pessoas desconhecem a eficácia e os benefícios da utilização de plantas medicinais. As campanhas educativas podem desempenhar um papel crucial neste domínio. Estas devem ser dirigidas não só às populações rurais, mas também às zonas urbanas onde predominam as drogas sintéticas. Ao educar o público sobre as utilizações e os benefícios das plantas medicinais, podemos afastar alguma dependência das drogas sintéticas, que muitas vezes têm efeitos secundários e custos elevados. Os programas de sensibilização podem incluir workshops, reuniões comunitárias ou currículos escolares centrados na identificação e utilização de plantas medicinais locais para doenças comuns.

A integração dos conhecimentos sobre as plantas medicinais nas práticas modernas de cuidados de saúde é outro aspeto fundamental. A colaboração entre os curandeiros tradicionais e os médicos modernos pode produzir resultados positivos. Por exemplo, doenças crónicas como a hipertensão e a diabetes podem beneficiar tanto da medicação convencional como dos remédios à base de plantas. Esta abordagem integrada não só alarga as opções de tratamento, como também respeita e mantém os conhecimentos indígenas. Além disso, estudos demonstraram que os produtos naturais continuam a desempenhar um papel fundamental no desenvolvimento de medicamentos. Por exemplo, cerca de 64% dos medicamentos anti-hipertensivos recentemente sintetizados têm origem em estruturas de produtos naturais (Yuan et al., 2016). Assim, a incorporação do conhecimento sobre plantas medicinais nos cuidados de saúde gerais pode aumentar a eficácia e a inovação do tratamento.

As plantas medicinais oferecem opções de cuidados de saúde holísticas e respeitadoras do ambiente, tratando não só os sintomas mas também as causas profundas das doenças. Muitas vezes, proporcionam benefícios abrangentes para a saúde, equilibrando vários sistemas corporais em simultâneo. Por exemplo, as práticas ayurvédicas centram-se no equilíbrio holístico do corpo, da mente e do espírito, utilizando plantas medicinais. Esta abordagem alinha-se bem com as tendências contemporâneas de bem-estar que enfatizam o bem-estar geral em vez de se limitarem a resolver problemas de saúde isolados. Além disso, muitos medicamentos tradicionais foram submetidos a ensaios clínicos alargados e demonstraram eficácia em contextos médicos modernos. Práticas como o ioga e a acupunctura, por exemplo, provaram ser benéficas para o alívio da dor e o bem-estar mental (Organização Mundial de Saúde, 2023).

Para garantir que estas práticas tradicionais são efetivamente incorporadas nos cuidados de saúde modernos, devem ser estabelecidas orientações e protocolos. Por exemplo, as colaborações entre herboristas e médicos modernos podem ser formalizadas através de clínicas integradas ou de projectos de investigação conjuntos. As políticas que incentivam a inclusão de cursos de medicina tradicional nos currículos das escolas de medicina também podem ser influentes. Além disso, a realização de estudos científicos para validar os remédios tradicionais pode ajudar a colmatar o fosso entre a sabedoria popular e a ciência empírica. O recurso a novas tecnologias, como a inteligência artificial, pode ajudar a explorar o conhecimento médico tradicional, a mapear provas e a identificar padrões que possam conduzir a novas descobertas (Organização Mundial de Saúde, 2023).

A conservação das espécies de plantas medicinais é outro aspeto vital para promover a sua utilização. A colheita excessiva e a destruição do habitat constituem ameaças significativas à disponibilidade destas plantas. Os esforços desenvolvidos pela comunidade no sentido de adotar métodos sustentáveis de colheita e cultivo podem atenuar estes riscos. Por exemplo, a criação de hortas comunitárias onde se cultivam plantas medicinais pode servir um duplo objetivo: preservar as espécies vegetais e proporcionar aos habitantes locais um acesso direto a remédios à base de plantas. As instituições de ensino e as ONG podem colaborar
introduzir técnicas de colheita sustentáveis, assegurando que as plantas são utilizadas de forma responsável e podem regenerar-se.

As plantas medicinais representam também uma oportunidade para desenvolver soluções de saúde localizadas e adaptadas a regiões específicas. Cada área geográfica tem a sua própria flora única, que tem sido historicamente utilizada pelas comunidades locais para tratar doenças específicas do seu ambiente. Ao documentar e investigar este conhecimento local, podemos criar guias de cuidados de saúde específicos para cada região que utilizem plantas facilmente disponíveis. Desta forma, as populações de zonas remotas podem ter acesso imediato a tratamentos eficazes sem dependerem fortemente de fornecimentos farmacêuticos externos. Além disso, este facto pode estimular as economias locais, criando empregos relacionados com o cultivo, a transformação e a venda de plantas medicinais.

Além disso, as considerações éticas devem ser tidas em conta aquando da promoção da utilização de plantas medicinais. Os conhecimentos e recursos indígenas devem ser respeitados e protegidos. Os direitos de propriedade intelectual devem garantir que as comunidades que mais beneficiam destes conhecimentos sejam os seus detentores tradicionais. O abastecimento ético, a compensação justa e os acordos de partilha de benefícios podem promover o respeito mútuo e a cooperação entre as indústrias modernas e as comunidades tradicionais.

São também necessárias medidas sólidas de controlo da

qualidade para garantir a segurança e a eficácia das plantas medicinais. Os governos e os organismos reguladores devem estabelecer normas para o cultivo, a colheita, a transformação e o acondicionamento das ervas medicinais. Estas normas minimizarão os riscos de contaminação e garantirão que os consumidores recebam produtos eficazes e de alta qualidade. O incentivo a programas de certificação para plantas medicinais de origem biológica e sustentável pode aumentar a confiança e a procura dos consumidores.

Por último, é necessária uma investigação contínua para desbloquear todo o potencial das plantas medicinais. Apenas uma pequena fração das espécies de plantas existentes foi cientificamente investigada em termos de bioactividades (Yuan et al., 2016). Existe um imenso potencial para futuras descobertas que poderiam revolucionar a medicina moderna. As instituições devem investir em programas de investigação abrangentes que explorem as propriedades terapêuticas de plantas pouco estudadas. Os esforços de colaboração entre botânicos, farmacologistas e médicos podem acelerar a descoberta de novos medicamentos derivados de plantas medicinais.

Ideias finais

O capítulo sublinhou a importância das plantas medicinais nos cuidados de saúde tradicionais no bloco Surgana do distrito de Nashik. Sublinhou a eficácia e a acessibilidade destes remédios naturais, mostrando como proporcionam soluções económicas para vários problemas de saúde. Os conhecimentos e as práticas dos vaidoos locais desempenham um papel crucial no aproveitamento das propriedades terapêuticas destas plantas. Além disso, o capítulo sublinhou a importância cultural de preservar os conhecimentos tradicionais e de os integrar na medicina moderna para melhorar a eficácia global do tratamento.

Além disso, foram discutidos os benefícios económicos e ecológicos da utilização de plantas medicinais, salientando o seu papel na criação de soluções de saúde sustentáveis. Os esforços para documentar e validar cientificamente as propriedades destas plantas são essenciais para a sua utilização e aceitação contínuas. As estratégias de conservação para proteger espécies e habitats raros são também vitais para garantir a disponibilidade destes recursos para as gerações futuras. Ao promover a educação e a sensibilização, podemos capacitar as comunidades e os profissionais de saúde para utilizarem eficazmente estes valiosos recursos, assegurando uma abordagem holística dos cuidados de saúde.

Lista de referências

Asigbaase, M., Adusu, D., Anaba, L., Abugre, S., Kang-Milung, S., Acheamfour, S. A., Adamu, I., & Ackah, D. K. (2023, 1 de dezembro). *Conservação e benefícios económicos das plantas medicinais: Percepções das comunidades da orla florestal do sudoeste do Gana* . Árvores, Florestas e Pessoas. https://doi.Org/10.1016/j.tfp.2023.100462

Coleman, F. J. (2020, 6 de outubro). *Novo esforço de pesquisa botânica visa reforçar a ciência sobre plantas medicinais - USF Health News* . Notícias de Saúde da USF. https://hscweb3.hsc.usf.edu/blog/ 2020/10/06/novo esforço de investigação botânica visa reforçar a ciência sobre as plantas medicinais/

Chen, S.-L., Yu, H., Luo, H.-M., Wu, Q., Li, C.-F., & Steinmetz, A. (2016, 30 de julho). *Conservação e uso sustentável de plantas medicinais: problemas, progresso e perspectivas.* Medicina Chinesa. https://doi.org/10.1186/s13020-016-0108-7

Patil, M. V., & Patil, D.A. (2001). *Medicina popular do distrito de Nasik (Maharashtra), Índia. Ancient Science of Life20(3),* 26-30. https://doi.org/ 10.1016/0257-7941.2001.2030

Sissi Wachtel-Galor & F, I. (2011). *Herbal Medicine* . Nih.gov; CRC Press/Taylor & Francis. https:// www.ncbi.nlm.nih.gov/books/NBK92773/

Sivaperumal, R., Ramya, S., Veera, A.R., Rajasekaran, C., & Jayakumari, R. (2010). *Estudos etnofarmacológicos sobre as plantas medicinais utilizadas pelos habitantes tribais de Kottur Hills, Dharmapuri, Tamilnadu, Índia. Desconhecido* , 5(57), 64. https://doi.org/https://www.researchgate.net/ publication/ 283557667 Estudos etnofarmacológicos sobre as plantas medicinais utilizadas pelos habitantes tribais de Kottur Hills, Dharmapuri, Tamilnadu, Índia

Investigadores da UTSA explicam o poder medicinal da planta contra a COVID e o glioblastoma . (2023). Www.utsa.edu.https://www.utsa.edu/today/ 2023/0Q/story/sweet-annie-medicinal-power.html

Organização Mundial da Saúde. (2023, agosto 10). *A medicina tradicional tem uma longa história de contribuição para a medicina convencional e continua a ser promissora* . Organização Mundial de Saúde. https://www.who.int/news-room/ feature-stories/detail/traditional-medicine-has-a- long-history-of-contributing-to-conventional- medicine-and-continues-to-hold-promise

Yuan, H., Ma, Q., Ye, L., & Piao, G. (2016, 29 de abril). *A Medicina Tradicional e a Medicina Moderna a partir de Produtos Naturais*. Moléculas. https://doi.org/10.3390/molecules21050559

Capítulo 4: Os inacreditáveis segredos de cura dos Vaidoos - Práticas da medicina antiga à solta

As práticas medicinais tradicionais contêm um tesouro de conhecimentos, sendo os vaidoos particularmente hábeis na utilização de uma variedade de plantas para tratar de problemas de saúde comuns. Este capítulo aprofunda os conhecimentos dos vaidoos, esclarecendo a forma como utilizam plantas específicas para tratar doenças como hemorróidas, constipações, tosse e dores de garganta. Ao examinar as propriedades e aplicações destas plantas, o capítulo oferece uma visão sobre uma abordagem integradora que funde a sabedoria tradicional com soluções práticas de saúde.

A discussão abrangerá plantas notáveis como o Abrus Precatorius, conhecido pela sua utilização no tratamento de hemorróidas apesar da sua toxicidade, e o Allium Sativum (alho), eficaz no combate a constipações e dores de garganta devido às suas qualidades anti-inflamatórias. O eucalipto, conhecido pelos seus benefícios respiratórios, será explorado juntamente com o Ziziphus Jujube, que alivia os sintomas da tosse. O capítulo abordará também a Trigonella Foenum Graecum (feno-grego), destacando os seus efeitos calmantes nos tecidos irritados da garganta. Dando ênfase à colheita sustentável e aos métodos de preparação adequados, este capítulo tem como objetivo ilustrar como os vaidoos equilibram a eficácia e a segurança, assegurando que os dons da natureza são aproveitados de forma responsável.

Preocupações comuns de saúde

No domínio das práticas medicinais tradicionais, os vaidoos há muito que são conhecidos pelo seu profundo conhecimento da utilização de várias plantas para tratar de problemas de saúde comuns. Esta secção pretende aprofundar algumas destas práticas, lançando luz sobre plantas específicas e as suas aplicações.

Os Vaidoos utilizam uma série de plantas para tratar doenças como hemorróidas, constipações, tosse e dores de garganta. De entre estas, destaca-se a Abrus precatorius, vulgarmente conhecida como ervilha-de-cheiro ou olho-de-caranguejo. De natureza tóxica quando mal utilizada, as suas sementes, quando processadas corretamente, são tradicionalmente utilizadas em pequenas quantidades para tratar as hemorróidas. As propriedades anti-inflamatórias da planta ajudam a reduzir o inchaço e o desconforto. O Allium Sativum, mais conhecido por alho, desempenha também um papel fundamental. A sua capacidade de combater os germes e as suas propriedades anti-inflamatórias fazem do alho um remédio eficaz contra as constipações, a tosse e até as dores de garganta. A sua utilização consiste em esmagar os dentes de alho para libertar a alicina, um composto que proporciona estes efeitos terapêuticos.

O eucalipto destaca-se pela sua importância no tratamento de problemas respiratórios. As folhas de eucalipto contêm eucaliptol, que tem demonstrado aliviar os sintomas de tosse e dores de garganta através das suas propriedades calmantes. Os vaidoos utilizam a inalação de vapor de óleo de eucalipto para desobstruir as passagens nasais e aliviar a congestão. Este método não só proporciona um alívio imediato, como também reduz a duração dos sintomas.

Outra planta de interesse é a Ziziphus Jujube, ou tâmara chinesa, conhecida pela sua eficácia no alívio dos sintomas de tosse e constipação. O fruto desta planta contém compostos que actuam como sedativos e expectorantes naturais, facilitando a expulsão do muco das vias respiratórias. Do mesmo modo, a Trigonella foenum graecum, vulgarmente designada por feno-grego, é utilizada pelo seu teor de mucilagem. Quando embebidas e consumidas, as sementes de feno-grego formam uma consistência gelatinosa que acalma os tecidos irritados da garganta, reduzindo a frequência da tosse.

Os benefícios do eucalipto vão para além do mero alívio sintomático. A sua utilização em remédios tradicionais sublinha a importância de uma colheita sustentável e de uma aplicação prudente. Os Vaidoos sublinham a necessidade de uma utilização mínima mas eficaz destas plantas, especialmente das que são raras ou têm compostos activos potentes. Esta abordagem garante que as propriedades curativas são aproveitadas sem causar danos indevidos ao ecossistema ou ao indivíduo.

Os métodos tradicionais defendem uma utilização cuidadosa, realçando o equilíbrio entre eficácia e segurança. Por exemplo, embora o Abrus Precatorius possa ser benéfico no tratamento das hemorróidas, a sua preparação requer conhecimentos especializados para evitar a toxicidade. Assim, os vaidoos recorrem frequentemente a técnicas antigas transmitidas de geração em geração para atenuar os riscos associados a plantas tão potentes.

Além disso, a abordagem holística dos vaidoos reflecte uma compreensão profunda da interligação entre as propriedades das plantas e a saúde humana. Ao integrar plantas como a Ziziphus Jujube e o eucalipto na sua prática, prestam cuidados abrangentes que abordam tanto os sintomas como as causas subjacentes. A eficácia destes tratamentos não reside apenas nos ingredientes activos, mas também no método de administração e na sinergia da utilização combinada das plantas.

A utilização de plantas como o Allium Sativum (alho) apresenta uma mistura interessante de aplicações culinárias e medicinais. Muito conhecido pelo seu papel na culinária, os benefícios terapêuticos do alho são amplificados quando utilizado corretamente. A sua capacidade de reduzir a inflamação e de combater as infecções torna-o um elemento essencial no controlo dos sintomas de constipações e gripes. Consumir alho cru ou incorporá-lo nos alimentos pode aumentar as suas propriedades antibióticas, ajudando a uma recuperação mais rápida das doenças.

Além disso, a confiança dos vaidoos em plantas como a Trigonella Foenum Graecum (feno-grego) diz muito sobre os seus conhecimentos de farmacologia natural. O papel do feno-grego vai para além do tratamento da tosse e das constipações; também apoia a saúde respiratória em geral, actuando como demulcente, revestindo as membranas mucosas e fornecendo uma barreira protetora contra substâncias irritantes.

As práticas dos vaidoos estão enraizadas num profundo respeito pela natureza e pelas suas ofertas. A sua utilização do eucalipto, por exemplo, não se limita ao tratamento dos sintomas, mas inclui também medidas preventivas. A utilização regular de preparações à base de eucalipto ajuda a manter a saúde respiratória, prevenindo o aparecimento de doenças crónicas.

É evidente que as práticas medicinais tradicionais dos vaidoos adoptam uma abordagem simples, mas altamente eficaz, da utilização de plantas raras para doenças comuns. Esta metodologia não só assegura a sustentabilidade destes recursos valiosos, como também realça o engenho e a sabedoria prática inerentes às suas práticas.

Condições graves

A Acacia Catechu e a Terminalia Chebula têm sido componentes integrais das práticas medicinais vaidoo para o tratamento de doenças graves como a tuberculose e a sarna. Estes remédios tradicionais oferecem uma perspetiva única sobre a utilização de tratamentos naturais para problemas de saúde críticos, realçando a sua eficácia e significado histórico.

A Acacia Catechu, vulgarmente conhecida como Katha, tem uma longa história na medicina tradicional. Nativa de partes da Índia e do Sudeste Asiático, a sua casca é utilizada principalmente para fins medicinais. No tratamento da tuberculose, a Acacia Catechu é valorizada pelas suas propriedades antibacterianas, que ajudam a atenuar as infecções respiratórias. Os compostos bioactivos desta planta demonstraram ter potencial para inibir o crescimento da Mycobacterium tuberculosis, a bactéria responsável pela tuberculose. A preparação do remédio envolve normalmente a decocção da casca num extrato concentrado, que é depois administrado por via oral.

Do mesmo modo, a Terminalia Chebula, conhecida como Haritaki, é outra planta fundamental na medicina vaidoo. O seu fruto é particularmente conhecido pelo seu vasto espetro de utilizações medicinais. No caso da sarna, a Terminalia chebula é reconhecida pelas suas potentes propriedades antimicrobianas e anti-inflamatórias. A aplicação dos seus extractos na pele afetada pode reduzir a comichão, a inflamação e a infeção causadas pelos ácaros. O método de preparação inclui frequentemente a trituração do fruto seco até obter um pó fino, que é depois misturado com água ou óleo para formar uma pasta aplicada diretamente na pele.

A eficácia destas plantas no tratamento de doenças graves da pele e respiratórias está profundamente enraizada nas suas propriedades fitoquímicas. A Acacia Catechu contém catequinas, taninos e flavonóides, que contribuem para os seus efeitos terapêuticos. Por exemplo, os taninos têm qualidades rigorosas que ajudam a controlar a hemorragia e a promover a cicatrização, tornando-os úteis no tratamento de feridas abertas e lesões associadas à sarna. Os flavonóides, por outro lado, possuem poderosas capacidades antioxidantes, ajudando na redução do stress oxidativo e reforçando a resposta do sistema imunitário contra a tuberculose.

O perfil farmacológico da Terminalia Chebula inclui ácido gálico, ácido chebulágico e ácido elágico. Estes compostos apresentam fortes actividades antivirais e antibacterianas, essenciais para combater as infecções cutâneas e apoiar a saúde pulmonar. O ácido gálico, em particular, mostrou resultados promissores em estudos laboratoriais pela sua capacidade de suprimir a replicação de bactérias e vírus nocivos, ajudando assim no tratamento da tuberculose.

O contexto histórico da utilização destas plantas nas práticas de vaidoo fornece uma narrativa rica de confiança cultural em remédios naturais. O conhecimento da Acacia Catechu e da Terminalia Chebula foi transmitido ao longo de gerações, muitas vezes através de tradições orais e aprendizagens. Esta transferência de conhecimentos sublinha a importância da preservação das práticas medicinais tradicionais, que continuam a oferecer conhecimentos valiosos para os sistemas de saúde modernos. Em regiões onde o acesso a instalações médicas contemporâneas é limitado, como no Nepal rural, estas práticas continuam a ser vitais (Kunwar et al., 2010).

A utilização da Acacia catechu e da Terminalia chebula na medicina vaidoo também realça a dependência mais alargada de tratamentos naturais para problemas de saúde críticos. Os curandeiros tradicionais, ou vaidoos, são peritos na identificação e utilização da flora local para tratar várias doenças, desde as mais ligeiras às mais graves. Esta dependência dos recursos naturais realça não só o valor medicinal destas plantas, mas também o seu significado ecológico e cultural. Ao aproveitar o potencial terapêutico das plantas locais, os vaidoos oferecem soluções de saúde acessíveis e eficazes nas suas comunidades.

Além disso, a aplicação destas plantas reflecte uma abordagem holística dos cuidados de saúde que integra o bem-estar físico, espiritual e ambiental. Os Vaidoos consideram frequentemente o estado geral do paciente, incluindo os hábitos alimentares, o estilo de vida e o estado emocional, quando prescrevem tratamentos. Esta perspetiva abrangente garante que a utilização da Acacia Catechu e da Terminalia Chebula aborda as causas profundas das doenças em vez de se limitar a aliviar os sintomas.

Tratamento da dor crónica

A utilização de plantas para gerir a dor crónica é um aspeto significativo das práticas medicinais tradicionais entre os vaidoos. A dor crónica, incluindo doenças como dores nas costas e nas articulações, pode afetar gravemente a qualidade de vida de um indivíduo. Os Vaidoos utilizam as propriedades curativas de várias plantas para aliviar a dor e melhorar o bem-estar geral.

A Acanthospermum hispidum e a Nyctanthes arbour-tristis são duas plantas notáveis habitualmente utilizadas pelos vaidoos para tratar a queda de cabelo, as dores de costas e as dores nas articulações. Estas plantas contêm compostos activos que têm efeitos analgésicos e anti-inflamatórios, aliviando a dor e promovendo a cura.

O Acanthospermum Hispidum, muitas vezes designado por cardo de cerdas, possui propriedades anti-inflamatórias que o tornam eficaz na redução da dor e do inchaço associados a doenças crónicas. É conhecida pelo seu elevado teor de flavonóides e terpenóides, que contribuem para a sua eficácia terapêutica. Quando aplicados topicamente ou tomados internamente, os extractos da planta ajudam a diminuir a inflamação e a melhorar a mobilidade, melhorando assim a qualidade de vida das pessoas que sofrem de dores crónicas.

A Nyctanthes arbour-Tristis, também conhecida como jasmim-da-noite ou parijat, é tradicionalmente utilizada pelas suas poderosas propriedades analgésicas e anti-artríticas. As folhas desta planta contêm compostos como os glicosídeos iridóides, que são eficazes na redução da dor e da inflamação. Os Vaidoos preparam frequentemente misturas ou pastas a partir das folhas e aplicam-nas nas áreas afectadas. Isto ajuda a aliviar as dores nas costas e nas articulações, tornando as actividades diárias mais fáceis de gerir para os pacientes.

Compreender os métodos de preparação e aplicação destas plantas medicinais é crucial para maximizar os seus benefícios. Os Vaidoos desenvolveram, ao longo de gerações, um conhecimento complexo sobre a forma de aproveitar eficazmente as propriedades medicinais destas plantas. Por exemplo, as folhas de Nyctanthes arbour-Tristis são normalmente fervidas para extrair os seus compostos benéficos, que são depois utilizados em várias formas, como cataplasmas, chás ou decocções. A dosagem correta e o método de aplicação desempenham um papel significativo para garantir a eficácia destes tratamentos.

A experiência dos vaidoos na identificação das

propriedades específicas das plantas é fundamental no tratamento da dor. O seu profundo conhecimento da medicina à base de plantas permite-lhes adaptar os remédios às necessidades individuais, garantindo que os doentes recebem o tratamento mais adequado. Ao recomendarem remédios à base de plantas, têm em conta factores como a gravidade da dor, o estado geral de saúde do doente e quaisquer outras doenças existentes.

Para além de utilizarem Acanthospermum hispidum e Nyctanthes arbour-tristis, os vaidoos empregam várias técnicas para aumentar a eficácia destas plantas. A combinação de vários extractos de plantas ou a integração de outros elementos naturais, como óleos e minerais, pode aumentar os efeitos terapêuticos. Esta abordagem holística não só trata a dor como também contribui para o bem-estar físico e mental geral.

A aplicação prática destas plantas inclui usos externos e internos. As aplicações tópicas, tais como pomadas, cataplasmas e compressas, são habitualmente utilizadas para tratar zonas de dor localizadas. Estas aplicações permitem que os compostos activos penetrem na pele e afectem diretamente os tecidos subjacentes. As preparações internas, como chás e infusões, ajudam a gerir a dor e a inflamação sistémicas, proporcionando um alívio prolongado.

A análise do impacto mais alargado destas práticas tradicionais revela o seu significado para além do simples alívio da dor. A natureza holística da medicina Vaidoo dá ênfase ao equilíbrio e à harmonia do corpo, com o objetivo de restaurar as funções naturais e promover a auto-cura. Ao abordar as causas profundas da dor e não apenas os sintomas, estas práticas contribuem para o bem-estar a longo prazo e para a resistência a doenças crónicas.

A documentação e o estudo adequados destes métodos tradicionais podem colmatar o fosso entre a sabedoria antiga e a prática médica moderna. Os esforços de investigação em colaboração podem validar a eficácia destas plantas e preparar o caminho para a sua incorporação nos cuidados de saúde correntes. Esta abordagem não só preserva o património cultural, como também proporciona novas vias para soluções eficazes de gestão da dor.

Remédios de emergência

Em situações de emergência, a utilização de plantas medicinais pelos vaidoos tem-se revelado uma salvação fundamental. Estes curandeiros tradicionais possuem um conhecimento profundo de plantas específicas que podem ser utilizadas rapidamente para tratar vários problemas de saúde urgentes. O Aloé vera, a Adansonia digitate e o Amaranthus Palmeri são exemplos notáveis, cada um deles utilizado para diferentes emergências, como mordeduras de cobra, dores de dentes e cegueira nocturna.

O Aloé vera é amplamente reconhecido pela sua capacidade de tratar eficazmente as picadas de cobra. O gel extraído das folhas de Aloé Vera contém propriedades anti-inflamatórias e anti-sépticas, que ajudam a aliviar a dor e a prevenir infecções. Numa emergência em que é crucial uma resposta imediata, a aplicação de gel de Aloé Vera diretamente no local da picada de cobra pode reduzir significativamente o inchaço e a dor, ganhando assim tempo crítico para uma intervenção médica adicional, se necessário.

A Adansonia Digitate, vulgarmente conhecida como árvore do baobá, é um recurso inestimável no tratamento das dores de dentes. A casca, as folhas e a polpa do fruto da árvore do baobá têm propriedades analgésicas e anti-inflamatórias. Os praticantes tradicionais preparam frequentemente uma pasta a partir da casca ou das folhas e aplicam-na diretamente no dente afetado. Este método ajuda a aliviar a dor rapidamente e evita a propagação da inflamação, proporcionando um alívio temporário até que seja possível aceder a cuidados dentários mais definitivos.

Os Vaidoos utilizam o Amaranthus Palmeri, também conhecido como amaranto de Palmer, para tratar a cegueira nocturna. Esta doença, muitas vezes causada por deficiência de vitamina A, pode ser tratada através da inclusão na dieta do Amaranthus Palmeri, que é rico em carotenóides, particularmente beta-caroteno, um precursor da vitamina A. O consumo de pratos preparados com esta planta pode melhorar a visão em condições de pouca luz, oferecendo um remédio natural e acessível para populações vulneráveis que enfrentam deficiências nutricionais.

A aplicação imediata destas plantas em situações urgentes de saúde sublinha o seu valor prático. Por exemplo, durante um caso de mordedura súbita de cobra numa área remota, o acesso a instalações médicas modernas pode ser limitado. Neste caso, a disponibilidade de Aloé Vera e o conhecimento da sua aplicação podem salvar vidas. Da mesma forma, uma dor de dentes grave inesperada durante uma viagem ou em locais isolados pode ser temporariamente tratada com Adansonia Digitate, proporcionando alívio e evitando complicações adicionais.

Provas anedóticas e estudos de casos realçam ainda mais o sucesso destes tratamentos. Num caso documentado, um aldeão mordido por uma cobra venenosa numa zona rural foi tratado no local por um vaidoo local. A aplicação imediata de gel de Aloé Vera reduziu a gravidade dos sintomas, dando tempo suficiente para que a vítima fosse transportada em segurança para uma unidade de saúde. Noutro caso, a utilização de pasta de baobá proporcionou um alívio significativo da dor a um doente que sofria de uma dor de dentes intensa, controlando eficazmente a dor até estarem disponíveis cuidados dentários profissionais.

A importância de compreender e preservar estes conhecimentos não pode ser sobrestimada. Em muitas regiões, especialmente naquelas com acesso limitado aos cuidados de saúde modernos, as práticas tradicionais oferecem uma alternativa vital. As comunidades têm acesso a remédios imediatos em tempos de crise graças ao conhecimento que os vaidoos têm sobre as plantas medicinais. A preservação desta informação e a sua transmissão às gerações futuras é essencial para manter a eficácia e a acessibilidade destes tratamentos.

Além disso, a integração destes conhecimentos tradicionais com práticas médicas modernas poderia enriquecer os sistemas de saúde. Por exemplo, a formação de paramédicos e de socorristas na aplicação de plantas medicinais comuns poderia melhorar a sua capacidade de prestar cuidados iniciais em situações de emergência, especialmente em zonas rurais ou mal servidas. A incorporação desta prática em programas formais de formação médica poderia colmatar o fosso entre a medicina tradicional e a medicina moderna, promovendo uma abordagem mais inclusiva dos cuidados de saúde.

Uma investigação mais aprofundada sobre estas plantas, apoiada por validação científica, poderia também abrir caminho a uma maior aceitação e utilização. A documentação de estudos de casos e a realização de ensaios clínicos permitiriam uma melhor compreensão dos mecanismos subjacentes à eficácia destas plantas. Estes esforços poderiam potencialmente levar ao desenvolvimento de novos tratamentos baseados no conhecimento tradicional, alargando o âmbito das intervenções médicas disponíveis.

Explorar as utilizações potenciais

A investigação dos potenciais benefícios terapêuticos de plantas menos conhecidas oferece uma visão fascinante das práticas medicinais tradicionais, particularmente as utilizadas pelos vaidoos. Plantas raras como Catharanthus Roscus, Annana Squamosa e Aspidopterys Cordata mostraram um potencial promissor no tratamento de vários problemas de saúde. Estas plantas, frequentemente negligenciadas na medicina tradicional, apresentam compostos únicos que podem oferecer novos tratamentos para doenças.

A Catharanthus roscus, vulgarmente conhecida como pervinca de Madagáscar, foi reconhecida pelos seus compostos alcalóides, que demonstraram eficácia no tratamento de certos tipos de cancro. Embora seja normalmente associado ao seu parente mais conhecido, Catharanthus Roseus, o Catharanthus Roscus, menos estudado, é muito promissor. O seu perfil alcaloide específico merece uma exploração mais aprofundada para compreender plenamente as suas potenciais aplicações médicas.

A Annana Squamosa, ou maçã-de-açúcar, é outra planta com propriedades medicinais notáveis. Tradicionalmente utilizada pelos seus efeitos antidiabéticos e anti-inflamatórios, esta planta frutífera contém compostos activos, como as acetogeninas, que apresentam citotoxicidade contra as células cancerígenas. Os Vaidoos têm utilizado a Annana Squamosa não só como suplemento alimentar mas também como tratamento de doenças que vão desde a disenteria a doenças de pele.

A Aspidopterys cordata, embora não seja universalmente reconhecida, desempenha um papel crucial nos remédios tradicionais contra as doenças hepáticas e cardiovasculares. Esta planta trepadeira, originária de certas regiões tropicais, contém flavonóides e outros fitoquímicos que contribuem para a saúde cardiovascular e funcionam como antioxidantes. A sua inclusão na medicina tradicional sublinha os potenciais benefícios não reconhecidos das espécies menos conhecidas.

Outra área da prática tradicional envolve remédios para a infertilidade utilizando plantas como Copparis Zeylancia, Cassia Fistula e Bignoniaceae. A Copparis Zeylancia, conhecida pelas suas potentes qualidades afrodisíacas, tem sido tradicionalmente utilizada para aumentar a fertilidade e tratar problemas reprodutivos. A sua rica composição fitoquímica, incluindo esteróides e glicosídeos, apoia o equilíbrio hormonal e melhora a saúde reprodutiva.

A Cassia Fistula, vulgarmente conhecida como a árvore do chuveiro dourado, possui benefícios medicinais para além da sua aparência deslumbrante. Conhecida pelas suas propriedades laxantes, também ajuda a regular os ciclos menstruais e a melhorar a fertilidade. A combinação de antraquinonas e outros compostos bioactivos na Cassia fistula torna-a um recurso valioso no tratamento de distúrbios ginecológicos.

A Bignoniaceae, uma grande família de plantas com flores, inclui várias espécies utilizadas para promover a fertilidade e gerir os sintomas da menopausa. O conhecimento tradicional destaca a utilização destas plantas na preparação de remédios à base de plantas que abordam uma série de questões de saúde reprodutiva, sublinhando a necessidade de uma maior validação científica para compreender melhor os seus mecanismos e eficácia.

A Ficus racemosa e a Holoptelea integralifolia são notáveis pelas suas aplicações no tratamento de infestações por vermes e na ajuda à cicatrização de feridas. A Ficus racemosa, ou figueira-da-índia, é muito utilizada na medicina tradicional pelas suas propriedades anti-helmínticas, que expulsam eficazmente os vermes parasitas. Além disso, apresenta também actividades anti-inflamatórias e antimicrobianas, o que a torna útil no tratamento de feridas e infecções.

A Holoptelea Integrifolia, vulgarmente conhecida como olmo-indiano, é igualmente apreciada pelos seus benefícios medicinais. A sua casca e as suas folhas são utilizadas para tratar cortes, feridas e infecções cutâneas devido às suas potentes propriedades antimicrobianas. Além disso, as decocções feitas de Holoptelea Integrifolia são tradicionalmente administradas pelas suas capacidades vermífugas, ajudando a livrar o corpo de parasitas intestinais.

A confiança dos vaidoos nestas plantas sublinha a importância dos conhecimentos tradicionais nas práticas de saúde contemporâneas. No entanto, há uma necessidade imperativa de validar estas práticas através da investigação científica. O exame das propriedades farmacológicas destas plantas pode colmatar o fosso entre a medicina tradicional e a medicina moderna, garantindo tratamentos mais seguros e eficazes.

A exploração científica e a validação destas práticas tradicionais têm um valor imenso. Devem ser utilizadas metodologias de investigação rigorosas, incluindo a cromatografia e a espetrometria de massa, para isolar e identificar os compostos activos destas plantas. Encontrámos conteúdo polifenólico em Ficus glumosa utilizando HPLC-ESI-MS/MS. Este facto pode ser utilizado como exemplo para estudos semelhantes em espécies que não são tão bem conhecidas (Mutungi et al., 2021).

Além disso, há que ter em conta as questões de sustentabilidade para evitar a sobre-exploração destes preciosos recursos. Muitas plantas medicinais são ameaçadas pela destruição do habitat e por práticas de colheita não sustentáveis. As estratégias de conservação, incluindo métodos in situ e ex situ, são essenciais para manter a biodiversidade e garantir a longevidade destas espécies valiosas (DeFilipps & Krupnick, 2018).

Perspectivas e implicações

Este capítulo apresenta uma exploração aprofundada das práticas medicinais tradicionais utilizadas pelos vaidoos, focando especificamente as várias plantas utilizadas para tratar problemas de saúde comuns. Para apreciar o equilíbrio entre eficácia e segurança nestes remédios antigos, os profissionais devem saber como utilizar e preparar plantas como Abrus precatorius, Allium sativum, Eucalyptus, Ziziphus jujube e Trigonella foenum graecum. A análise detalhada das propriedades terapêuticas de cada planta destaca a sua relevância no tratamento de doenças como hemorróidas, constipações, tosse e problemas respiratórios.

A abordagem holística dos Vaidoos enfatiza a ligação entre as propriedades das plantas e a saúde humana. A integração destas plantas medicinais na prática não se limita a tratar os sintomas, mas tem também como objetivo tratar as causas subjacentes, promovendo o bem-estar geral. Esta secção sublinhou a importância da colheita sustentável e da aplicação prudente para garantir que as propriedades curativas destas plantas são aproveitados sem prejudicar o ecossistema. O conhecimento tradicional transmitido ao longo de gerações continua a ser um recurso valioso para os profissionais de saúde modernos, oferecendo informações sobre tratamentos naturais e eficazes para várias doenças.

Lista de referências

Demeke, C. A., Woldeyohanins, A. E., & Kifle, Z. D. (2021, 1 de dezembro). *Uso de fitoterápicos para o manejo de COVID-19: Um artigo de revisão.* Metabolismo Aberto. https://doi.org/10.1016/j.metop.2021.100141

DeFilipps, R. A., & Krupnick, G. A. (2018, 28 de junho). *As plantas medicinais de Mianmar*. PhytoKeys. https://doi.org/10.3897/phytokeys.102.24.380
Edinoff, A. N., Patel, A. S., Baker, M. W., Lawson, J ., Wolcott, C., Cornett, E. M., Sadegi, K., Kaye, A. M., & Kaye, A. D. (2021, 8 de dezembro). *Conolidina: Um novo extrato de planta para dor crônica.* Anestesiologia e Medicina da Dor. https://doi.org/10.5812/aapm.121438

Gautam, S., Qureshi, K. A., Begum, S., Sugapriya Dhanasekaran, Ashok Aspatwar, Seppo Parkkila, Samyah Alanazi, Atiya, A., Mohd, & Venugopal, D. (2023, 8 de março). *Plantas medicinais como alternativas terapêuticas para combater o*

Mycobacterium tuberculosis: A Comprehensive Review . Antibiotics; Multidisciplinary Digital Publishing Institute. https://doi.org/10.3390/ antibiotics12030541

Kunwar, R. M., Shrestha, K. P., & Bussmann, R. W. (2010). *Medicina tradicional à base de plantas no extremo oeste do Nepal: uma avaliação farmacológica.* Jornal de
Etnobiologia e Etnomedicina. https://doi.org/ 10.1186/1746-4269-6-35

Marwick, C. (2005, 12 de novembro). *Investigadores investigam o uso potencial de uma planta como analgésico*. BMJ : British Medical Journal. https:// www.ncbi.nlm.nih.gov/pmc/articles/ PMC1283307/

Mutungi, M. M., Muema, F. W., Kimutai, F., Xu, Y.- B., Zhang, H., Chen, G.-L., & Guo, M.-Q. (2021, 15 de março). *Potenciais antioxidantes e antiproliferativos de Ficus glumosa e seus metabólitos polifenóis bioativos*. Produtos farmacêuticos. https:// doi.org/10.3390/ph14030266

Centro Médico da Universidade de Rochester. (2014). *Um guia para ervas medicinais comuns, Enciclopédia de Saúde, Centro Médico da Universidade de Rochester* . Rochester.edu; Universidade de Rochester Centro Médico. https://www.urmc.rochester.edu/encyclopedia/content.aspx?contenttypeid=1&contentid=1169

Badejo, B., Karin. (2019, 12 de dezembro). *Jardim Medicinal | UConn School of Pharmacy* . https://pharmacy.uconn.edu/medicinal-garden/

Capítulo 5: Os curandeiros tradicionais revelam segredos chocantes das plantas medicinais na aldeia de Nashik

A utilização de plantas medicinais por curandeiros tradicionais na aldeia de Nashik demonstra uma rica tapeçaria de conhecimentos indígenas aplicados aos cuidados de saúde rurais. Os Vaidoos, os curandeiros tradicionais, têm um conhecimento profundo de várias espécies de plantas e das suas propriedades terapêuticas, que utilizam para tratar uma série de problemas de saúde. Os seus conhecimentos reflectem gerações de sabedoria acumulada, permitindo-lhes tratar doenças que vão desde problemas comuns, como dores de estômago, a problemas mais graves, como picadas de cobra. Este capítulo analisa a forma como os vaidoos selecionam plantas específicas com base nos seus atributos medicinais, mostrando uma abordagem personalizada ao tratamento que contrasta com as práticas médicas modernas normalizadas.

Este capítulo explora vários aspectos fundamentais da utilização de plantas medicinais pelos vaidoos, incluindo os seus métodos de tratamento de doenças como a infertilidade, doenças de pele e problemas digestivos.

Examina as diversas aplicações destas plantas, ilustrando como as suas propriedades bioquímicas são aproveitadas para obter a máxima eficácia. É dada atenção às técnicas de preparação e administração empregues pelos vaidoos, realçando a natureza individualizada dos seus tratamentos. O capítulo também aborda as implicações mais amplas desta prática para os cuidados de saúde rurais, salientando o papel dos curandeiros tradicionais na prestação de cuidados médicos acessíveis e económicos em regiões onde as instalações modernas podem ser limitadas. Os conhecimentos sobre a documentação e a validação empírica da utilização das plantas sublinham ainda mais a sofisticação das práticas de cura tradicionais.

Diversas aplicações das plantas medicinais

Na aldeia de Nashik, os curandeiros tradicionais, conhecidos como vaidoos, cultivaram um conhecimento extenso e subtil das plantas medicinais para tratar uma vasta gama de problemas de saúde. A prática de utilizar espécies de plantas específicas para doenças particulares ilustra o conhecimento profundamente enraizado da medicina herbal que estes praticantes possuem.

Os Vaidoos utilizam uma variedade de espécies de plantas para tratar doenças que vão desde os males mais comuns, como dores de estômago, até problemas mais graves, como picadas de cobra. Cada planta é selecionada com base nas suas propriedades e eficácia, demonstrando uma abordagem personalizada aos cuidados de saúde. Por exemplo, certas plantas são conhecidas pela sua capacidade de acalmar os distúrbios digestivos, enquanto outras são utilizadas especificamente pelas suas propriedades anti-veneno, sublinhando a importância da seleção precisa das plantas nas práticas de cura tradicionais.

A infertilidade é um dos problemas mais importantes tratados pelos vaidoos, o que realça o seu papel na saúde reprodutiva. Os curandeiros tradicionais utilizam ervas específicas que se acredita aumentarem a fertilidade e regularem os ciclos menstruais. As doenças de pele, outro problema de saúde prevalecente, são tratadas com várias aplicações tópicas derivadas de plantas medicinais. Estes tratamentos envolvem frequentemente a criação de pastas ou pomadas a partir de extractos de plantas que possuem propriedades antibacterianas, antifúngicas ou anti-inflamatórias, tratando eficazmente condições que vão desde pequenas infecções a problemas dérmicos crónicos.

A aplicação de plantas medicinais para problemas de saúde comuns, como dores de estômago, envolve a utilização de plantas conhecidas pelos seus efeitos carminativos e antiespasmódicos. As folhas ou raízes podem ser fervidas para fazer chás, que são depois consumidos para aliviar o desconforto. Este método de tratamento realça o carácter prático e acessível dos remédios tradicionais, tornando-os parte integrante dos cuidados de saúde rurais.

Nos casos de mordeduras de cobras, os vaidoos utilizam plantas com reputadas propriedades anti-veneno. A preparação envolve geralmente a trituração de folhas específicas e a administração do extrato diretamente na ferida ou a sua utilização em conjunto com outras técnicas tradicionais para neutralizar o veneno. Esta prática sublinha o potencial do conhecimento indígena para salvar vidas em situações em que as instalações médicas modernas não estão facilmente disponíveis.

A diversidade de doenças tratadas com plantas medicinais atesta o vasto espetro de conhecimentos que os vaidoos têm sobre a medicina herbal. Este conhecimento alargado não se limita apenas aos remédios básicos, mas inclui metodologias sofisticadas para diagnosticar e tratar várias doenças. O tratamento de cada doença é feito à medida, reflectindo as necessidades individuais dos pacientes e as propriedades específicas das plantas utilizadas.

Além disso, esta abordagem personalizada dos cuidados de saúde é o epítome da visão holística do mundo dos curandeiros tradicionais. Ao reconhecer a interconexão dos diferentes sistemas corporais e do ambiente, os veterinários criam planos de tratamento abrangentes que consideram tanto os sintomas físicos como as causas subjacentes. Esta filosofia contrasta com as abordagens médicas mais convencionais que podem centrar-se apenas no controlo dos sintomas.

A documentação exaustiva das espécies vegetais e das suas aplicações pelos curandeiros tradicionais também demonstra a natureza estruturada e empírica do seu conhecimento. Apesar da transmissão oral de informação através de gerações, a consistência na utilização de plantas indica uma tradição bem estabelecida de testar e validar a eficácia de vários remédios.

Por exemplo, um estudo sobre as doenças mais frequentes tratadas por curandeiros tradicionais em Madagáscar salientou que a diarreia, a malária, a dor de estômago, a tosse, a bilharziose e a disenteria eram normalmente tratadas com 83 espécies de plantas de 49 famílias e 77 géneros (Rakotoarivelo et al., 2015). Esta metodologia abrangente sublinha a sofisticação do conhecimento etnobotânico inerente às práticas tradicionais.

Além disso, o papel dos vaidoos no tratamento de

doenças endémicas e na prevenção de complicações através da utilização de plantas medicinais alinha-se com os esforços mais amplos para integrar a medicina tradicional nas estratégias de cuidados de saúde primários. A Organização Mundial de Saúde (OMS) sublinhou a importância da medicina tradicional nos países em desenvolvimento, referindo que cerca de 80% da população destas regiões depende das plantas medicinais para as suas necessidades de cuidados de saúde primários (Sofowora et al., 2013).

Esta dependência de remédios naturais é particularmente vital em zonas rurais e remotas onde o acesso a instalações médicas modernas é limitado. Nestes contextos, os curandeiros tradicionais são os principais prestadores de cuidados de saúde, oferecendo tratamentos económicos e acessíveis que tiram partido dos recursos locais. A sustentabilidade desta abordagem não só beneficia os resultados individuais em termos de saúde, como também promove a conservação do ambiente através da utilização responsável de plantas medicinais.

Percentagem de utilização de instalações específicas

A distribuição da utilização de plantas entre os vaidoos é variada, reflectindo as preferências e a perceção da eficácia de diferentes espécies medicinais. Cada vaidoo da aldeia de Nashik pode ter conhecimentos e tradições únicos transmitidos através de gerações, o que leva a que seja utilizada uma gama diversificada de plantas nas práticas de cura tradicionais. A escolha das plantas medicinais depende frequentemente de factores como a disponibilidade local, o significado cultural e o sucesso histórico no tratamento de doenças específicas.

Diferentes percentagens de vaidoos utilizam espécies de plantas específicas, o que indica uma gama de preferências e percepções sobre a sua eficácia. Algumas plantas são amplamente utilizadas pela maioria dos vaidoos devido à sua eficácia comprovada e disponibilidade geral. Por exemplo, o neem (Azadirachta indica) é comummente utilizado pelas suas propriedades antifúngicas e antibacterianas. A sua utilização extensiva demonstra um forte consenso entre os curandeiros quanto à sua fiabilidade no tratamento de várias infecções e doenças da pele.

Por outro lado, algumas plantas, apesar das suas potentes propriedades medicinais, são utilizadas com menos frequência, o que indica um conhecimento especializado. Estas plantas raras são utilizadas por menos de 10-20% dos vaidoos. Esta percentagem mais reduzida realça a singularidade e a profundidade do conhecimento necessário para utilizar estas plantas de forma eficaz. Estes conhecimentos são muitas vezes guardados de perto e transmitidos seletivamente no seio de certas famílias ou comunidades. Por exemplo, o açafrão (Crocus sativus), conhecido pelas suas propriedades anti-inflamatórias e potencialmente anticancerígenas, pode ser utilizado com moderação devido à sua escassez e aos conhecimentos precisos necessários para a sua aplicação.

A variedade na utilização de plantas entre os vaidoos mostra que, embora exista uma base comum relativamente a certas plantas bem conhecidas, outras espécies menos conhecidas requerem um conhecimento mais pormenorizado. Esta variação é crítica, pois sublinha a riqueza da medicina tradicional e a necessidade de uma transferência de conhecimentos precisa para manter a eficácia e a segurança dos tratamentos.

Uma análise estatística da utilização de plantas pode revelar tendências e padrões que fornecem informações mais profundas sobre os processos de tomada de decisão dos vaidoos. Ao documentar e analisar os dados de vários curandeiros tradicionais, os investigadores podem identificar as plantas predominantes e as espécies raras, determinando quais são as preferidas e porquê. Por exemplo, se os dados estatísticos revelarem que um número significativo de vaidoos utiliza a curcuma (Curcuma longa) para combater a inflamação, este facto está em consonância com o seu composto bioativo conhecido, a curcumina, conhecido pelas suas propriedades anti-inflamatórias, o que permite validar as práticas tradicionais com base em provas.

Do mesmo modo, a análise da utilização pouco frequente de certas plantas ajuda a realçar o seu significado especial. Informa-nos sobre compostos únicos encontrados nestas plantas que podem não estar presentes nas espécies habitualmente utilizadas. Com uma documentação rigorosa e mais estudos fitoquímicos, estas plantas raras podem oferecer novas pistas para a investigação farmacológica, contribuindo para o avanço da medicina moderna. Identificar e examinar estas tendências também garante que o valioso conhecimento tradicional é preservado e pode ser sistematicamente estudado para um benefício mais alargado.

As implicações para os cuidados de saúde rurais são profundas. A compreensão da distribuição da utilização de plantas entre os vaidoos pode orientar estratégias de saúde integradoras, combinando práticas tradicionais com abordagens médicas modernas. Por exemplo, se uma determinada planta apresentar resultados positivos consistentes entre os vaidoos, pode ser sujeita a ensaios clínicos para desenvolver tratamentos padronizados à base de plantas. Esta integração pode melhorar a prestação de cuidados de saúde nas zonas rurais, tornando-a mais holística e acessível.

Além disso, a sensibilização para estas plantas e para as suas utilizações pode conduzir a melhores esforços de conservação. Muitas plantas medicinais são ameaçadas pela colheita excessiva e pela perda de habitat. Ao reconhecer a importância destas plantas, tanto as de uso comum como as espécies raras, podem ser implementadas práticas de colheita sustentáveis. Podem ser desenvolvidos programas de conservação para cultivar estas plantas, assegurando a sua disponibilidade para as gerações futuras.

A educação desempenha um papel fundamental neste domínio. Informar as comunidades locais sobre os benefícios e os métodos de cultivo das plantas medicinais incentiva a sua preservação e utilização sustentável. Workshops e sessões de formação para jovens vaidoos podem ajudar a transmitir conhecimentos inestimáveis sobre plantas medicinais comuns e raras, assegurando que a tradição de cura à base de plantas continua a prosperar.

Utilização de plantas raras e propriedades terapêuticas

A utilização de plantas medicinais raras pelos vaidoos na aldeia de Nashik é um aspeto crucial dos cuidados de saúde tradicionais que merece uma análise pormenorizada. Menos de 10-20% dos vaidoos utilizam estas plantas raras, o que indica as suas propriedades terapêuticas únicas. Esta utilização limitada põe em evidência os conhecimentos especializados de certos curandeiros que identificaram e aproveitaram os benefícios extraordinários destas plantas para condições de saúde específicas.

As plantas medicinais raras podem oferecer tratamentos não disponíveis através da flora mais comummente utilizada. Por exemplo, está documentado que algumas espécies raras proporcionam alívio para doenças que não respondem bem às ervas mais conhecidas. A sua composição bioquímica inclui muitas vezes compostos únicos que podem atacar mais eficazmente determinados agentes patogénicos ou problemas de saúde. Esta capacidade exclusiva de tratamento torna-as um recurso inestimável no âmbito das práticas medicinais tradicionais.

O facto de se destacar a raridade destas plantas sublinha a necessidade de preservar tanto as plantas como os conhecimentos ancestrais que envolvem a sua utilização. Muitas destas plantas raras são ameaçadas pela colheita excessiva, pela destruição do habitat e pelas alterações climáticas. Os conhecimentos transmitidos ao longo de gerações sobre as utilizações, os métodos de preparação e as dosagens destas plantas estão igualmente em risco de se perderem. Os esforços de preservação são essenciais para salvaguardar esta biodiversidade e património cultural, garantindo que as gerações futuras possam continuar a beneficiar destes potentes remédios naturais.

Além disso, as plantas raras têm frequentemente efeitos potentes, contribuindo significativamente para as práticas de cura tradicionais. A sua eficácia no tratamento de várias doenças acrescenta um valor substancial ao repertório de opções medicinais disponíveis para os vaidoos. Os curandeiros tradicionais observaram o profundo impacto destas plantas nos resultados de saúde, o que reforça a importância de as incorporar nos regimes de tratamento, apesar da sua raridade. Esta eficácia potente sublinha ainda mais o papel crítico que estas plantas desempenham nos cuidados de saúde rurais, onde o acesso à medicina convencional pode ser limitado.

A dependência de plantas medicinais raras também lança luz sobre a dinâmica ecológica e ambiental mais alargada da aldeia de Nashik. Estas plantas habitam frequentemente nichos específicos no ecossistema local e a sua presença pode indicar a saúde geral desses ambientes. Consequentemente, a conservação destas plantas exige práticas de gestão ambiental mais amplas, que incluam técnicas de colheita sustentáveis e medidas de proteção do habitat.

Papel dos curandeiros tradicionais nos cuidados de saúde rurais

Os curandeiros tradicionais, ou vaidoos, há muito que fazem parte integrante dos cuidados de saúde na aldeia de Nashik e noutras zonas rurais. Oferecem opções de tratamento económicas, o que é particularmente importante em regiões com acesso limitado à medicina moderna. Com os elevados custos associados aos tratamentos alopáticos e aos produtos farmacêuticos modernos, muitos habitantes das zonas rurais consideram financeiramente oneroso procurar cuidados médicos contemporâneos. Os Vaidoos oferecem uma alternativa económica, utilizando plantas medicinais que estão facilmente disponíveis no seu ambiente local.

O significado dos vaidoos vai para além da relação custo-eficácia. As suas práticas oferecem uma forma acessível de cuidados de saúde para doenças comuns. Estes curandeiros tradicionais possuem um conhecimento profundo das propriedades medicinais de várias plantas, o que lhes permite tratar eficazmente doenças como problemas digestivos, respiratórios e de pele. Por exemplo, podem utilizar extractos de folhas de neem pelas suas propriedades antimicrobianas para tratar infecções ou de terminalia chebula para distúrbios gastrointestinais.

A dependência de recursos naturais torna esta abordagem sustentável e amiga do ambiente. A utilização de remédios à base de plantas de origem local reduz a pegada de carbono associada à produção e transporte de produtos farmacêuticos modernos. Para além disso, os vaidoos colhem frequentemente as plantas de forma a promover a conservação e a regeneração, assegurando a disponibilidade destes recursos a longo prazo. Esta prática sustentável alinha-se com objectivos ambientais mais amplos e apoia a saúde dos ecossistemas nas suas comunidades.

Além disso, os curandeiros tradicionais desempenham um papel vital na manutenção da saúde das comunidades rurais. São frequentemente o primeiro ponto de contacto para as pessoas que procuram aconselhamento ou tratamento médico, devido à sua acessibilidade e ao seu estatuto de confiança no seio da comunidade. Os conhecimentos dos Vaidoos são normalmente transmitidos de geração em geração, preservando um rico património de etnomedicina. Esta continuidade garante que as práticas e fórmulas tradicionais valiosas não se perdem com o tempo, constituindo uma âncora cultural para a comunidade.

Os Vaidoos oferecem não só a cura física, mas também apoio emocional e espiritual. Em muitos casos, a sua abordagem holística aborda os aspectos psicológicos da doença, que a medicina moderna pode ignorar. Este modelo de cuidados abrangentes pode conduzir a um maior bem-estar geral e a uma maior satisfação dos doentes. Ao abordar a mente, o corpo e o espírito, os vaidoos promovem um sentido de saúde holística que ressoa profundamente nas sociedades tradicionais.

A importância dos vaidoos torna-se ainda mais acentuada à luz do interesse crescente na integração das práticas médicas tradicionais e modernas. Existe potencial para uma relação sinérgica em que o conhecimento empírico dos vaidoos complementa a investigação científica. Provas documentadas, tais como ensaios controlados e estudos observacionais, poderiam validar a eficácia dos remédios tradicionais, promovendo uma maior aceitação e integração nos cuidados de saúde correntes. Esta integração poderá conduzir a opções de tratamento inovadoras que combinem os pontos fortes de ambos os sistemas.

Promoção da utilização de plantas medicinais

Incentivar a utilização de plantas medicinais na aldeia de Nashik pode desempenhar um papel fundamental na preservação de conhecimentos tradicionais valiosos. Os Vaidoos, ou curandeiros tradicionais, têm vindo a utilizar estes remédios naturais há várias gerações, baseando-se na sabedoria experimental transmitida pelas famílias e comunidades. Ao apoiar a utilização de plantas medicinais, garantimos que este conhecimento não se torna obsoleto. As práticas medicinais tradicionais são parte integrante do património cultural e da conservação da biodiversidade. Quando defendemos a sua utilização, contribuímos para a preservação tanto das plantas como da compreensão indígena dos seus benefícios.

A utilização de plantas medicinais oferece uma solução prática para os desafios em matéria de cuidados de saúde em locais com recursos limitados, como a zona rural de Nashik. Muitos medicamentos modernos são proibitivamente caros ou não estão disponíveis nestas regiões, mas as plantas medicinais são frequentemente abundantes e acessíveis. Constituem uma alternativa económica para o tratamento de doenças comuns, como problemas digestivos, respiratórios e de pele. Por exemplo, o gengibre é vulgarmente utilizado pelas suas propriedades anti-inflamatórias, enquanto as folhas de nim podem tratar uma série de problemas dermatológicos. A promoção da adoção destes remédios naturais pode melhorar significativamente o acesso aos cuidados de saúde em zonas mal servidas.

Além disso, o incentivo à utilização de plantas medicinais pode fomentar o aumento da investigação e a validação dos remédios tradicionais. Estudos demonstraram que a fitoterapia envolve uma interação complexa de vários compostos químicos, muitos dos quais com potenciais benefícios terapêuticos (Wang et al., 2023). A validação científica destas plantas pode ajudar a colmatar o fosso entre a medicina tradicional e a medicina moderna, criando abordagens integradas ao tratamento. Este facto não só confere legitimidade às práticas tradicionais, como também abre caminhos para soluções de saúde inovadoras. Uma avaliação científica rigorosa garante a segurança e a eficácia, respondendo a preocupações sobre potenciais efeitos secundários ou interações com medicamentos convencionais.

O apoio aos vaidoos é crucial para a continuação das práticas de cuidados de saúde indígenas. Estes curandeiros tradicionais são frequentemente os principais prestadores de cuidados de saúde nas suas comunidades. O seu conhecimento profundo da flora local e das suas utilizações medicinais permite-lhes tratar eficazmente uma vasta gama de problemas de saúde. Ao fazê-lo, reduzem a carga sobre os sistemas de saúde formais, que estão sobrecarregados. As práticas dos Vaidoos são intrinsecamente sustentáveis, baseando-se em recursos naturais de origem local, minimizando assim o impacto ambiental em comparação com alguns processos de fabrico de produtos farmacêuticos.

A promoção da utilização de plantas medicinais para doenças comuns pode proporcionar opções de tratamento acessíveis e preservar as práticas de cura tradicionais. Por exemplo, incentivar a utilização de Tulsi para doenças respiratórias e de curcuma para inflamações pode capacitar as comunidades com estratégias de cuidados de saúde auto-suficientes. Educar as pessoas sobre a identificação e utilização corretas destas plantas pode facilitar a sua adoção generalizada, assegurando que os conhecimentos tradicionais não se perdem, mas que prosperam num contexto moderno. Workshops e sessões de formação dirigidas por vaidoos experientes podem ensinar aos membros da comunidade os benefícios e os métodos de preparação de várias plantas medicinais.

No entanto, a promoção da utilização de plantas medicinais deve ser acompanhada de medidas rigorosas de controlo da qualidade. Assegurar a pureza e a potência dos remédios à base de plantas é essencial para evitar a contaminação e garantir a consistência. Os esforços de colaboração entre cientistas e curandeiros tradicionais podem desenvolver protocolos normalizados para a colheita, transformação e armazenamento de plantas medicinais. Estas medidas aumentarão a confiança dos consumidores e salvaguardarão a saúde pública, tornando as plantas medicinais uma opção fiável para os cuidados de saúde.

Para além do controlo de qualidade, é importante promover práticas de colheita sustentáveis. A colheita excessiva de plantas medicinais pode levar ao esgotamento destes valiosos recursos, pondo em perigo a sua disponibilidade para as gerações futuras. Devem ser estabelecidas diretrizes para métodos de colheita sustentáveis, possivelmente integrando técnicas de colheita rotativa ou cultivando plantas medicinais em parcelas de jardim especificamente designadas para fins de cuidados de saúde. Esta abordagem está em conformidade com os princípios de conservação ambiental, apoiando simultaneamente a continuidade das práticas tradicionais de cuidados de saúde.

A defesa da utilização de plantas medicinais também implica facilitar o acesso dos vaidoos aos mercados. A criação de oportunidades económicas através da venda de plantas medicinais pode incentivar a geração mais jovem a aprender e a continuar estas práticas. O estabelecimento de cooperativas ou parcerias com empresas locais pode ajudar os vaidoos a comercializar os seus remédios à base de plantas para além das suas comunidades imediatas. Isto não só assegura a estabilidade financeira dos curandeiros tradicionais como também alarga o alcance dos seus valiosos conhecimentos.

Além disso, as colaborações entre os vaidoos e os prestadores de cuidados de saúde formais podem melhorar os resultados para os doentes. Os modelos de saúde integrativos que incorporam práticas médicas tradicionais e modernas oferecem uma abordagem holística do tratamento. Estas colaborações podem envolver sistemas de encaminhamento em que os doentes recebem cuidados completos adaptados às suas necessidades específicas. Os programas de formação para os profissionais de saúde que incluem informações sobre a medicina tradicional podem fomentar o respeito e a compreensão mútuos, colmatando o fosso entre diferentes paradigmas de cuidados de saúde.

É também vital documentar e proteger os direitos de

propriedade intelectual dos vaidoos relativamente aos seus vastos conhecimentos sobre plantas medicinais. Devem ser desenvolvidos quadros jurídicos para garantir que os curandeiros tradicionais recebam reconhecimento e compensação pelas suas contribuições. Esta proteção pode impedir a exploração do conhecimento indígena por entidades externas e promover práticas éticas na comercialização de remédios tradicionais.

Por último, as campanhas de sensibilização do público podem desempenhar um papel significativo na defesa de uma adoção mais ampla e do apoio à utilização de plantas medicinais. Iniciativas educativas através de escolas, centros comunitários e meios de comunicação social podem informar o público sobre os benefícios das plantas medicinais e a importância de conservar as práticas tradicionais de cuidados de saúde. O destaque de histórias de sucesso de pessoas que beneficiaram destes tratamentos pode reforçar a credibilidade e a eficácia das plantas medicinais.

Observações finais

Este capítulo explorou em profundidade a forma como os vaidoos utilizam as plantas medicinais para tratar uma variedade de problemas de saúde, realçando a abordagem personalizada dos cuidados de saúde que estes profissionais empregam. Tirando partido da flora local, os vaidoos tratam doenças que vão desde perturbações digestivas a picadas de cobra com remédios personalizados que demonstram o seu vasto conhecimento da medicina herbal. Esta prática não só realça o carácter prático e a acessibilidade da cura tradicional nas zonas rurais, como também sublinha o papel fundamental que os vaidoos desempenham na prestação de cuidados de saúde primários onde as instalações médicas modernas podem ser escassas.

As implicações para os cuidados de saúde rurais são profundas, tendo em conta a sustentabilidade e a relação custo-eficácia da utilização de plantas medicinais locais. A utilização diversificada de plantas entre os vaidoos também aponta para a riqueza do conhecimento indígena, que é crucial para a conservação ambiental e a preservação cultural. Compreender e documentar estas práticas pode estabelecer uma ponte entre a medicina tradicional e os cuidados de saúde modernos, melhorar as opções de tratamento e assegurar a continuidade deste património inestimável. A promoção da sensibilização, da colheita sustentável e de medidas de controlo de qualidade reforçará a integração dos remédios tradicionais em estratégias de cuidados de saúde mais amplas, beneficiando tanto os resultados de saúde individuais como o bem-estar da comunidade.

Lista de referências

Asigbaase, M., Adusu, D., Anaba, L., Abugre, S., Kang-Milung, S., Acheamfour, S. A., Adamu, I., & Ackah, D. K. (2023, 1 de dezembro). *Conservação e benefícios económicos das plantas medicinais: Insights das comunidades da orla da floresta do sudoeste do Gana* . Árvores, florestas e pessoas. https://doi.org/10.1016/j.tfp.2023.100462

Bhosle, S.V., Ghule, V.P., Aundhe, D.J., & Jagtap, S.D. (2009). *Conhecimento etnomédico de plantas utilizado pela população tribal de Purandhar em Maharashtra, Índia. Journal of Ethnobotany* , 13, 1353-1361. https://doi.org/10.1234/jeb.2009.1351361

Artigos de revistas: "Medicinal documentation" (GraJiati, Grafiati . (n.d.). Www.grafiati.com. Recuperado em 18 de julho de 2024, de https://www.grafiati.com/en/literature-selections/ medicinal-documentation/journal/

Khandare, N. A. (2023). *Diversidade de Plantas Medicinais da Floresta de Melghat do Distrito de Amravati (MS) Índia* . Obtido em https://doi.org/10.21474/IJAR01/17717

Leonti, M., & Casu, L. (2013). *Medicamentos tradicionais e globalização: perspectivas atuais e futuras em etnofarmacologia* . Frontiers in Pharmacology. https://doi.org/10.3389/fphar. 2013.00092

Petrovska, B. B. (2012). *Revisão histórica da utilização de plantas medicinais*. Pharmacognosy Reviews. https://doi.org/10.4103/0973-7847.95849

Rakotoarivelo, N. H., Rakotoarivony, F., Ramarosandratana, A. V., Jeannoda, V. H., Kuhlman, A. R., Randrianasolo, A., & Bussmann, R. W. (2015, 15 de setembro). *Plantas medicinais utilizadas para tratar as doenças mais frequentes encontradas na comunidade rural de Ambalabe, Leste de Madagáscar* . Journal of Ethnobiology and Ethnomedicine. https://doi.org/10.1186/s13002-01.5-00.50-2

Stark, T. D., Mtui, D. J., & Balemba, O. B. (2013). *Levantamento etnofarmacológico de plantas utilizadas no tratamento tradicional da dor gastrointestinal, inflamação e diarreia em África:*
Perspectivas futuras de integração na medicina moderna. Animals , 3(1), 158-227. https://doi.org/10.3390/ani3010158

Sofowora, A., Ogunbodede, E., & Onayade, A. (2013, 12 de agosto). *O papel e o lugar das plantas medicinais nas estratégias de prevenção de doenças*. Revista Africana de Medicinas Tradicionais, Complementares e Alternativas: AJTCAM; Redes Africanas de Etnomedicina. https://www.ncbi.nlm.nih.gov/pmc/articles/ PMC3847409/

Wang, H., Chen, Y., Wang, L., Liu, Q., Yang, S., & Wang, C.-Q. (2023, 25 de setembro). *Avanço da medicina herbal: Melhorar a qualidade e segurança do produto através de práticas robustas de controlo de qualidade* . Frontiers in Pharmacology; Frontiers Media. https://doi.org/10.3389/fphar.2023.1265178

Capítulo 6: Vaidoo Heals Villagers with Plants: Medicina Antiga na Índia Rural

A exploração da utilização tradicional de plantas medicinais pelos vaidoos na Índia rural revela uma intersecção única de cultura, natureza e cuidados de saúde. Estes curandeiros tradicionais têm sido parte integrante das suas comunidades durante gerações, tirando partido de um vasto conhecimento da flora local para tratar várias doenças. Apesar dos avanços da medicina moderna, as práticas dos vaidoos continuam a ser muito relevantes, oferecendo acessibilidade e rentabilidade na prestação de cuidados de saúde. Este capítulo analisa os métodos e os conhecimentos especializados utilizados pelos vaidoos, salientando a forma como a sua relação íntima com plantas medicinais raras moldou as suas práticas de cuidados de saúde.

O capítulo analisará em profundidade a forma como os vaidoos identificam, recolhem e utilizam as plantas medicinais para tratar de problemas de saúde que vão desde as doenças mais comuns às mais graves. Explorará também as implicações da preservação deste conhecimento tradicional, particularmente à luz de desafios como as alterações ambientais e a invasão da modernização. Para além disso, o capítulo destacará estudos científicos que apoiam a eficácia destes tratamentos tradicionais e discutirá potenciais sinergias entre as práticas dos vaidoos e as abordagens médicas modernas. Esta exploração multifacetada tem como objetivo sublinhar a importância da integração da sabedoria tradicional com os sistemas de saúde contemporâneos para oferecer soluções de saúde holísticas e sustentáveis.

O papel dos Vaidoos nos cuidados de saúde rurais

Nas zonas rurais da Índia, os vaidoos desempenham um papel crucial na prestação de serviços de cuidados de saúde primários. Estes curandeiros tradicionais são frequentemente a primeira linha de defesa contra vários problemas de saúde para muitos habitantes das aldeias. Tirando partido do seu conhecimento profundo das plantas medicinais locais, oferecem opções de tratamento acessíveis e económicas àqueles que não têm acesso imediato a instalações médicas modernas.

Os Vaidoos possuem um vasto repositório de informação sobre plantas medicinais, transmitido através de gerações. Este conhecimento inclui a identificação das plantas, a compreensão das suas propriedades medicinais e o conhecimento da forma de preparar e administrar os tratamentos. Por exemplo, plantas como a Wrightia tinctoria, utilizada para dores de estômago, e a Xanthium strumarium, utilizada para a febre da malária e problemas urinários, demonstram a grande variedade de remédios disponíveis neste sistema tradicional (Khandare, 2023).

Uma das vantagens significativas de consultar um vaidoo é a sua capacidade de fornecer tratamentos económicos adaptados à população local. Dado que a maioria das famílias rurais tem recursos financeiros limitados, a natureza de baixo custo da medicina baseada em plantas torna-se altamente atractiva. Por exemplo, ao utilizar plantas disponíveis localmente, como a Tridax procumbens, para tratar inflamações, feridas e úlceras, os vaidoos oferecem uma alternativa económica aos produtos farmacêuticos caros (Khandare, 2023).

A prática dos vaidoos está também profundamente ligada às tradições culturais e históricas. As metodologias que utilizam reflectem frequentemente práticas seculares, combinando abordagens holísticas com elementos espirituais. Esta mistura incute um sentimento de confiança e familiaridade entre os membros da comunidade, tornando-os mais propensos a procurar ajuda junto dos vaidoos do que junto de médicos modernos desconhecidos.

Além disso, os dados empíricos recolhidos ao longo dos séculos apoiam a eficácia dos tratamentos dos vaidoos.

Estudos de campo e inquéritos etnomedicinais revelaram a aplicação extensiva de numerosas plantas medicinais no tratamento de doenças comuns. Plantas como a Vitex negundo, utilizada para as dores musculares, e a Acacia arabica, para os problemas dentários, realçam a diversidade e a eficácia dos remédios naturais utilizados por estes curandeiros tradicionais (Aundhe et al., 2009).

Apesar do avanço da medicina moderna, a procura de métodos de cura tradicionais continua a ser grande nas comunidades rurais. A investigação indica que cerca de 70% da população mundial depende da medicina tradicional para os cuidados de saúde primários, o que sublinha a relevância contínua destas práticas nos contextos contemporâneos (Aundhe et al., 2009). As razões para esta preferência vão desde restrições económicas a uma crença profunda no poder da natureza.

Além disso, o papel dos vaidoos vai para além do mero tratamento; servem também como guardiões de conhecimentos etnobotânicos inestimáveis. Através da sua interação contínua com a flora local, os vaidoos contribuem significativamente para a conservação e a utilização sustentável das plantas medicinais. Compreendem a importância da preservação da biodiversidade e defendem frequentemente a proteção de habitats críticos essenciais para o crescimento das plantas medicinais.

O seu trabalho também se cruza com esforços educativos mais amplos, uma vez que, por vezes, envolvem membros mais jovens da comunidade na aprendizagem da identificação e utilização de plantas medicinais. Esta orientação assegura a perpetuação do conhecimento tradicional e capacita as gerações futuras para assumirem a responsabilidade pela sua própria saúde e pelo ambiente.

De um ponto de vista técnico, a integração das práticas tradicionais com os sistemas de saúde modernos oferece um caminho promissor para soluções de saúde holísticas. Os esforços de colaboração entre os vaidoos e os médicos modernos podem conduzir a estratégias de cuidados de saúde abrangentes que potenciem os pontos fortes de ambos os sistemas. Estas abordagens integradoras podem implicar a normalização de certos tratamentos tradicionais, a realização de avaliações científicas rigorosas e a documentação das propriedades farmacológicas das plantas medicinais.

Por exemplo, a utilização do bambu Bambusa para o vómito de sangue poderia ser sistematicamente estudada para identificar os seus compostos activos e o seu potencial terapêutico. Isto não só validaria o conhecimento tradicional como também abriria novas vias para o desenvolvimento de novos tratamentos baseados em produtos naturais. Iniciativas como estas requerem o apoio de instituições de investigação e de quadros políticos que reconheçam o valor dos sistemas de cura tradicionais.

É também vital abordar os desafios que os vaidoos enfrentam no contexto moderno. Com a globalização e a urbanização a invadir as zonas rurais, existe o risco de se perder este rico património de conhecimentos medicinais. Devem ser envidados esforços para documentar e preservar a informação detida pelos vaidoos antes que esta se perca irreversivelmente. O arquivo digital, os estudos etnográficos e o incentivo à publicação dos conhecimentos indígenas podem desempenhar um papel fundamental nesta missão de preservação.

Nos últimos anos, várias ONG e organizações de investigação empreenderam projectos para registar e analisar as práticas tradicionais dos vaidoos. Estas iniciativas não só põem em evidência as aplicações práticas das plantas medicinais, como também sublinham a necessidade de preservação cultural. O reconhecimento e o respeito dos direitos de propriedade intelectual dos curandeiros tradicionais é outro aspeto crucial, garantindo que estes beneficiam de qualquer exploração comercial dos seus conhecimentos.

Diversidade das plantas medicinais utilizadas

Na Índia rural, os vaidoos há muito que confiam na flora diversificada do seu ambiente local para tratar uma vasta gama de problemas de saúde. O seu vasto conhecimento de plantas medicinais raras e únicas constitui a espinha dorsal dos cuidados de saúde tradicionais nestas regiões. Este subponto tem como objetivo destacar a variedade de plantas medicinais utilizadas pelos vaidoos, fornecendo uma visão sobre esta prática milenar.

Os Vaidoos utilizam uma grande variedade de plantas raras para tratar várias doenças. Estas plantas, muitas vezes encontradas em zonas remotas, possuem propriedades terapêuticas únicas que a medicina moderna ainda não explorou totalmente. A utilização de tais plantas reflecte séculos de sabedoria empírica transmitida através de gerações. Cada planta é cuidadosamente selecionada com base nas suas propriedades curativas específicas, que são conhecidas apenas por alguns vaidoos qualificados que dominam a arte da medicina herbal.

Um exemplo notável é a Jujuba de Zizyphus, utilizada normalmente para problemas respiratórios. Encontrada principalmente em regiões áridas, as folhas e os frutos desta planta são conhecidos pela sua capacidade de acalmar a tosse e aliviar os sintomas da asma. Os compostos activos da Zizyphus jujube ajudam a tratar a tosse e a inflamação, o que a torna uma ferramenta muito útil quando não existem outros tratamentos respiratórios disponíveis ou não se pode pagar.

Da mesma forma, a Holoptelea Integrifolia é amplamente utilizada para o tratamento de feridas. A casca e as folhas desta árvore contêm taninos e flavonóides que promovem a cicatrização de feridas e possuem propriedades antimicrobianas. Os Vaidoos preparam cataplasmas com as folhas esmagadas para aplicar diretamente nas feridas, acelerando o processo de cicatrização e prevenindo infecções. Em áreas com acesso limitado a anti-sépticos e antibióticos, a Holoptelea Integrifolia serve como uma alternativa crucial.

O conhecimento destas propriedades terapêuticas específicas está limitado a um pequeno número de vaidoos. Este conhecimento exclusivo sublinha a importância da preservação das práticas medicinais tradicionais. Por exemplo, os vaidoos utilizam as raízes de Hemidesmus indicus para tratar doenças de pele e purificar o sangue. Esta planta, conhecida pelas suas propriedades desintoxicantes, é essencial para o tratamento de doenças crónicas da pele nas zonas rurais. No entanto, sem a documentação e a preservação deste conhecimento, as gerações futuras podem perder o acesso a estes valiosos tratamentos.

Para além das plantas individuais, os vaidoos utilizam frequentemente combinações de ervas para aumentar a sua eficácia. Esta prática, enraizada num profundo conhecimento das sinergias das ervas, envolve a criação de fórmulas complexas que visam problemas de saúde específicos. Este conhecimento sublinha a sofisticação e a profundidade da medicina tradicional, oferecendo soluções holísticas onde os produtos farmacêuticos modernos podem ser insuficientes.

Estas plantas fornecem remédios alternativos, particularmente em áreas remotas onde a medicina moderna é escassa. A acessibilidade e o preço acessível das plantas medicinais tornam-nas indispensáveis nos cuidados de saúde rurais. Por exemplo, as sementes de Abrus precatorius são utilizadas como contracetivo natural. Os Vaidoos utilizam esta planta para oferecer soluções de saúde reprodutiva em comunidades onde os recursos de planeamento familiar são limitados. Do mesmo modo, as folhas de Adhatoda vasica são utilizadas para tratar a bronquite e a tosse, o que demonstra a adaptabilidade e a capacidade de recurso da medicina tradicional.

Além disso, o facto de os vaidoos dependerem da flora local promove a sustentabilidade e a autossuficiência destas comunidades. Ao cultivarem e utilizarem plantas autóctones, reduzem a dependência de medicamentos externos. Esta abordagem não só apoia a conservação ambiental, como também reforça a resiliência da comunidade. O cultivo de plantas medicinais como a Bacopa Monnieri, conhecida pelas suas propriedades de melhoria cognitiva, é um exemplo desta prática sustentável. Os Vaidoos cultivam e colhem Bacopa Monnieri para criar tónicos que melhoram a memória e a clareza mental, beneficiando tanto os jovens estudantes como os idosos.

As propriedades terapêuticas destas plantas são frequentemente validadas através de anos de aplicação prática e observação. Por exemplo, a Centella Asiatica, vulgarmente conhecida como Gotu Kola, é utilizada para promover a cicatrização de feridas e melhorar a saúde da pele. A sua eficácia no aumento da síntese de colagénio e na redução da inflamação é bem conhecida entre os vaidoos. Este conhecimento empírico complementa a investigação científica, demonstrando o potencial da planta em aplicações dermatológicas.

Em resumo, a variedade de plantas medicinais utilizadas pelos vaidoos realça a riqueza e a diversidade das práticas tradicionais de cuidados de saúde na Índia rural. Plantas raras como a Zizyphus jujube e a Holoptelea integrifolia põem em evidência a amplitude dos conhecimentos botânicos que os vaidoos possuem e a sua capacidade de utilizar os recursos locais para resolver uma série de problemas de saúde. As propriedades terapêuticas únicas de cada planta, muitas vezes conhecidas por um número restrito de pessoas, sublinham a necessidade de preservar esta sabedoria tradicional. Estas plantas constituem alternativas essenciais onde a medicina moderna é escassa, promovendo a sustentabilidade e a autossuficiência destas comunidades.

A compreensão intrincada das sinergias e formulações das plantas ilustra ainda mais a sofisticação das práticas dos vaidoos. Ao tirar partido das propriedades terapêuticas de plantas como Abrus precatorius e Bacopa Monnieri, os vaidoos oferecem remédios acessíveis e eficazes para a saúde reprodutiva e para o melhoramento cognitivo. A validação prática de plantas como a Centella Asiatica demonstra a relevância duradoura da medicina tradicional na abordagem dos desafios de saúde contemporâneos.

Plantas medicinais subutilizadas com elevado potencial

Os Vaidoos, curandeiros tradicionais da Índia rural,

utilizam uma variedade de plantas medicinais nas suas práticas. Embora o seu vasto conhecimento abranja numerosos botânicos, algumas plantas subutilizadas mas potentes são muito promissoras. Entre elas estão a Acacia Catechu, Nyctanthes arbor-tristis e Azadirachta Indica. Estas plantas não são amplamente reconhecidas entre os vaidoos, apesar da sua potencial eficácia no tratamento de problemas de saúde graves como a tuberculose e as doenças de pele.

A Acacia Catechu, vulgarmente conhecida como Katha, é uma dessas plantas. Esta árvore tem sido tradicionalmente utilizada pelas suas propriedades adstringentes. A sua casca contém catequina, que tem efeitos anti-inflamatórios, antibacterianos e antioxidantes. A investigação indica que a Acacia Catechu pode ser útil no tratamento de feridas, úlceras e problemas gastrointestinais. Embora alguns vaidoos estejam conscientes destas utilizações, a maioria não integra esta poderosa planta nos seus tratamentos. Aumentar a sensibilização e a formação entre os vaidoos poderia levar a uma utilização mais alargada, melhorando assim os resultados dos pacientes em zonas rurais onde os recursos médicos são escassos.

A Nyctanthes arbor-tristis, ou jasmim noturno, é outra planta medicinal pouco apreciada. Conhecida pelas suas flores perfumadas e folhas terapêuticas, esta planta é tradicionalmente utilizada para tratar uma série de doenças, desde a febre à artrite.

Foi demonstrado que as folhas possuem propriedades imunoestimulantes, antipiréticas e analgésicas. Em particular, a sua eficácia contra febres crónicas e dores nas articulações oferece uma alternativa natural aos medicamentos. Apesar destes benefícios, apenas uma pequena fração dos vaidoos incorpora a Nyctanthes arbor-tristis no seu repertório de tratamento. A promoção da sua utilização poderia colmatar lacunas na gestão de doenças inflamatórias crónicas e aumentar a eficácia global da fitoterapia em contextos de cuidados de saúde rurais.

A Azadirachta Indica, vulgarmente conhecida como Neem, é talvez uma das plantas medicinais mais versáteis, mas continua a ser subutilizada por muitos vaidoos. As folhas, a casca e o óleo de Neem são utilizados há séculos na medicina Ayurvédica para tratar infecções, doenças de pele e problemas dentários. As suas propriedades antibacterianas e antifúngicas tornam-na particularmente eficaz no tratamento de doenças de pele como o eczema, a psoríase e as infecções fúngicas. Além disso, o Neem tem demonstrado potencial no controlo da diabetes e na melhoria da função hepática. O aumento da adoção do Neem nas práticas de cura tradicionais poderia reduzir significativamente o peso das doenças cutâneas e infecciosas nas comunidades rurais.

Apesar das baixas taxas de utilização, estas plantas revelam um potencial significativo na abordagem de uma vasta gama de problemas de saúde prevalecentes nas comunidades. Por exemplo, a tuberculose, um dos principais problemas de saúde nas zonas rurais da Índia, poderia beneficiar das propriedades antibacterianas destas plantas. A integração da Acacia Catechu e do Neem nos protocolos de tratamento pode oferecer cuidados de apoio juntamente com as terapias convencionais, reduzindo potencialmente a prevalência e a gravidade da doença. Além disso, as propriedades anti-inflamatórias da Nyctanthes arbor-tristis poderiam proporcionar alívio às pessoas que sofrem de complicações a longo prazo devido à tuberculose.

O estudo sublinha a importância de preservar o conhecimento e as práticas tradicionais em torno da utilização de plantas medicinais, destacando a sua relevância na oferta de soluções de cuidados de saúde holísticos. Os Vaidoos possuem conhecimentos únicos e localizados que foram transmitidos ao longo de gerações. No entanto, esta sabedoria está em risco de se perder devido à modernização e à mudança gradual para a medicina alopática. A documentação e a divulgação de informação sobre plantas medicinais subutilizadas podem ajudar a preservar este conhecimento inestimável. Além disso, os programas de formação e os seminários para os vaidoos poderiam melhorar a sua compreensão e aplicação destes poderosos produtos botânicos.

Uma maior utilização destas plantas medicinais subutilizadas poderia beneficiar significativamente os sistemas de saúde rurais. Em primeiro lugar, proporcionaria opções de tratamento económicas e acessíveis a populações com acesso limitado a instalações médicas modernas. Em segundo lugar, a promoção destas plantas poderia conduzir a práticas de cuidados de saúde mais sustentáveis. Ao contrário dos produtos farmacêuticos, que muitas vezes têm custos elevados e exigem processos de fabrico complexos, as plantas medicinais podem ser cultivadas localmente, garantindo um abastecimento constante e reduzindo a dependência de fontes externas.

Além disso, a concentração no cultivo destas plantas poderia também reforçar as economias locais. Os agricultores das zonas rurais poderiam ser incentivados a cultivar plantas medicinais, proporcionando-lhes uma fonte adicional de rendimento. Esta diversificação agrícola poderia melhorar a segurança alimentar e contribuir para a estabilidade económica destas comunidades. Além disso, à medida que a procura de tratamentos naturais e biológicos aumenta a nível mundial, existe potencial para estas comunidades exportarem estas plantas, aumentando ainda mais as suas perspectivas económicas.

A investigação científica para confirmar as utilizações tradicionais e encontrar novas aplicações deve complementar os esforços de sensibilização e formação dos vaidoos. Os esforços de colaboração entre os praticantes tradicionais e os investigadores modernos podem levar a uma melhor compreensão das propriedades farmacológicas destas plantas, garantindo a sua utilização segura e eficaz. Os estudos devem centrar-se na normalização das dosagens, na identificação dos compostos activos e na compreensão dos potenciais efeitos secundários. Esta investigação poderá abrir caminho à integração dos remédios tradicionais com as práticas médicas modernas, oferecendo opções de tratamento abrangentes.

Importância da preservação dos conhecimentos tradicionais

O conhecimento tradicional engloba informações valiosas sobre a utilização de plantas medicinais. Este reservatório de conhecimentos, transmitido através de gerações, oferece uma visão das propriedades terapêuticas das plantas que não só estão disponíveis localmente, mas que são muitas vezes exclusivas de regiões específicas. Há séculos que os Vaidoos utilizam estas plantas para tratar uma série de problemas de saúde nas zonas rurais da Índia. A validação científica destas práticas tradicionais reforça ainda mais a necessidade da sua preservação.

A preservação garante que este conhecimento permanece acessível às gerações futuras. medida que a medicina e a tecnologia modernas continuam a evoluir, existe o risco de a sabedoria milenar ser ofuscada ou perder-se completamente. A documentação destas práticas através de registos escritos, arquivos digitais e programas educativos pode salvaguardar este património inestimável. Além disso, a investigação salienta a necessidade de promover o cultivo e a conservação destas plantas medicinais, especialmente as que estão em risco de extinção (Organização Mundial de Saúde, 2023).

Destaca a importância das práticas tradicionais nos cuidados de saúde holísticos. Ao contrário de muitos tratamentos modernos que se centram nos sintomas, os conhecimentos medicinais tradicionais defendem uma abordagem mais abrangente da saúde, abordando a causa principal das doenças. Práticas como a utilização de várias ervas para aumentar a imunidade, desintoxicar o corpo e equilibrar os doshas (energias corporais) oferecem um método equilibrado e sustentável para manter o bem-estar geral. Estas práticas, validadas por provas de ensaios clínicos, reforçam a sua importância nos contextos de cuidados de saúde contemporâneos (Organização Mundial de Saúde, 2023).

A perda deste conhecimento pode significar a perda de opções de tratamento eficazes e económicas. Os remédios tradicionais tendem a ser económicos, aproveitando ingredientes de origem local que estão prontamente disponíveis. Em contrapartida, os produtos farmacêuticos modernos podem ser muitas vezes dispendiosos e menos acessíveis, sobretudo em zonas rurais remotas. Por exemplo, tratamentos baratos para doenças que vão desde distúrbios digestivos a dores crónicas são derivados de plantas como a curcuma e o neem. A perda desta base de conhecimentos significaria uma lacuna significativa no sistema de saúde, particularmente em regiões carenciadas onde as alternativas são limitadas.

Ao promover a sensibilização e encorajar a utilização sustentável destas plantas, existe uma oportunidade significativa para melhorar a acessibilidade aos cuidados de saúde e responder às necessidades de cuidados de saúde das populações rurais (Dlamini et al., 2021). Os esforços no sentido da educação e do envolvimento da comunidade podem ajudar a garantir que os medicamentos tradicionais continuem a ser uma opção viável para o tratamento de doenças. A participação ativa das comunidades locais na preservação destes conhecimentos permite uma implementação mais eficaz e sustentável.

Além disso, a expansão do conhecimento através das novas tecnologias pode também conduzir a inovações interessantes no domínio dos cuidados de saúde. Atualmente, os investigadores utilizam a inteligência artificial para cartografar extensas bases de dados médicas tradicionais, identificando padrões e tendências que anteriormente não eram detectados (Organização Mundial de Saúde, 2023). A ressonância magnética funcional permitiu uma compreensão mais profunda das respostas de relaxamento do cérebro durante práticas tradicionais como o ioga e a meditação, que são cada vez mais populares para a saúde mental e a gestão do stress em todo o mundo.

A etnofarmacologia e a farmacologia inversa permitem identificar novos fármacos clinicamente eficazes a partir das utilizações tradicionais. Por exemplo, o isolamento da artemisinina do absinto doce para o tratamento da malária sublinha o potencial da integração dos conhecimentos tradicionais com as práticas médicas modernas. Estas intersecções realçam a importância de não encarar a medicina tradicional apenas como uma alternativa, mas como um recurso complementar que enriquece os cuidados de saúde contemporâneos.

Os praticantes de conhecimentos medicinais tradicionais utilizam várias técnicas para preservar as suas metodologias. Muitos confiam na documentação das suas práticas em diários e cadernos, assegurando um registo tangível. Outros preferem a transmissão oral, partilhando conhecimentos diretamente com aprendizes ou membros da família (Dlamini et al., 2021). Embora menos comum, alguns utilizam computadores e plataformas de redes sociais para manter e divulgar os seus conhecimentos, demonstrando a adaptabilidade destas tradições na era digital.

O significado deste conhecimento vai para além dos tratamentos individuais. Constitui uma parte crucial da identidade e do património cultural, reflectindo séculos de adaptação e sobrevivência. Em regiões onde o acesso a instalações médicas modernas é limitado, estes conhecimentos constituem uma tábua de salvação, permitindo às comunidades gerir a sua saúde de forma proactiva. Preservar estas práticas não se trata apenas de manter a continuidade histórica, mas de assegurar que a informação prática e capaz de salvar vidas continue a servir os necessitados.

Além disso, o ressurgimento global do interesse por métodos de saúde naturais e holísticos sublinha o valor dos conhecimentos medicinais tradicionais. Os consumidores modernos procuram cada vez mais produtos orgânicos e naturais, apreciando os efeitos secundários mínimos em comparação com os medicamentos sintéticos. Esta tendência representa uma oportunidade única para posicionar os remédios tradicionais no contexto mais alargado dos cuidados de saúde.

mercado, beneficiando as economias locais e preservação das práticas culturais.

As colaborações entre investigadores, curandeiros tradicionais e decisores políticos podem colmatar o fosso entre a medicina tradicional e a medicina moderna. As iniciativas que facilitam o intercâmbio de conhecimentos e os projectos de investigação conjuntos podem abrir caminho ao desenvolvimento de novos tratamentos baseados em provas. Ao validar os métodos tradicionais através de uma análise científica rigorosa, a comunidade dos cuidados de saúde pode promover uma maior confiança e uma aceitação mais alargada.

Do mesmo modo, os governos e as organizações não governamentais desempenham um papel fundamental no apoio à preservação dos conhecimentos medicinais tradicionais. As políticas que promovem a documentação, o financiamento da investigação e as iniciativas educativas podem ter um impacto significativo. O reconhecimento dos curandeiros tradicionais como prestadores de cuidados de saúde essenciais garante-lhes o respeito e o apoio necessários para continuarem o seu trabalho vital.

Promoção do cultivo e da conservação

No domínio da medicina tradicional, os vaidoos ocupam um lugar importante como guardiões de conhecimentos inestimáveis sobre plantas medicinais. As regiões rurais da Índia são particularmente ricas em biodiversidade, albergando numerosas plantas medicinais raras e potentes utilizadas pelos vaidoos para tratar uma variedade de doenças. No entanto, a própria existência destas plantas está ameaçada devido às alterações ambientais e às actividades humanas. Esta secção defende o cultivo e a conservação destas plantas medicinais para garantir a sua sobrevivência e a continuação do seu contributo para os cuidados de saúde.

Em primeiro lugar, é essencial reconhecer que muitas plantas medicinais estão em risco de extinção. As alterações ambientais, como a desflorestação, as alterações climáticas e a urbanização, levaram à destruição do habitat, afectando gravemente o crescimento natural destas plantas. De acordo com Chen et al. (2016), cerca de 15 000 espécies de plantas com flores utilizadas para fins medicinais estão ameaçadas de extinção devido à colheita excessiva e à destruição do habitat. Além disso, cerca de 20% dos seus recursos selvagens já foram quase esgotados devido ao aumento da população humana e do consumo de plantas. Esta perda acelerada de espécies exige uma ação imediata para evitar a extinção destes valiosos recursos.

Os métodos de cultivo sustentáveis oferecem uma solução viável para proteger as plantas medicinais. As práticas sustentáveis envolvem técnicas que permitem uma produção contínua sem esgotar os recursos naturais ou causar danos ecológicos. Por exemplo, a agricultura biológica tem ganho atenção pela sua capacidade de criar sistemas ecológicos e economicamente sustentáveis para as plantas medicinais. A agricultura biológica evita fertilizantes sintéticos, pesticidas e herbicidas, baseando-se em processos naturais para manter a fertilidade do solo e a diversidade biológica. Esta abordagem não só garante produtos de alta qualidade, como também contribui para o equilíbrio ecológico dos habitats onde estas plantas crescem naturalmente.

Além disso, a aplicação de Boas Práticas Agrícolas (BPA) é crucial no cultivo de plantas medicinais. As orientações das BPA garantem a qualidade e a segurança dos medicamentos à base de plantas, abordando vários aspectos, como o ambiente ecológico dos locais de produção, o germoplasma, as técnicas de cultivo e o controlo de qualidade. Por exemplo, as autoridades chinesas promoveram as BPA para medicamentos à base de plantas de uso comum em regiões onde essas plantas são tradicionalmente cultivadas (Chen et al., 2016). Ao adotar as BPA, os agricultores podem produzir plantas medicinais de alta qualidade, minimizando os impactos negativos no ambiente. Esta abordagem sistemática promove a utilização sustentável e a conservação das plantas medicinais, assegurando assim a sua disponibilidade para as gerações futuras.

A sensibilização para a importância das plantas medicinais é outra estratégia fundamental para promover a sua conservação. A educação das comunidades locais e das partes interessadas sobre o valor ecológico e medicinal destas plantas pode incentivar esforços colectivos para a sua preservação. Os programas de conservação de base comunitária podem desempenhar um papel significativo neste domínio. Estes programas envolvem a população local em actividades de conservação, dotando-a de conhecimentos e competências para gerir e proteger de forma sustentável os recursos de plantas medicinais. Por exemplo, podem ser criados viveiros comunitários para cultivar espécies ameaçadas de extinção, proporcionando um ambiente controlado para o seu crescimento e propagação. Estes viveiros não servem apenas como fonte de material de plantação, mas também funcionam como centros educativos onde as pessoas podem aprender sobre práticas sustentáveis de cultivo e conservação.

Além disso, o aumento do cultivo de plantas medicinais pode melhorar significativamente a acessibilidade das populações rurais aos cuidados de saúde. Em muitas zonas rurais, o acesso a instalações modernas de cuidados de saúde é limitado, o que faz da medicina tradicional uma componente essencial dos cuidados de saúde primários. Ao promover o cultivo de plantas medicinais, as comunidades locais podem assegurar um abastecimento constante das matérias-primas necessárias para os remédios tradicionais. Esta autossuficiência reduz a dependência de fontes externas e torna os cuidados de saúde mais acessíveis e económicos. Apoia igualmente os meios de subsistência das pessoas envolvidas no processo de cultivo, contribuindo para o desenvolvimento socioeconómico global das comunidades rurais.

Os métodos de conservação ex situ, como os jardins botânicos e os bancos de sementes, também desempenham um papel fundamental na preservação das plantas medicinais. Os jardins botânicos constituem um refúgio para espécies raras e ameaçadas de extinção, permitindo-lhes prosperar em condições controladas. Estes jardins contêm frequentemente diversas colecções de plantas, oferecendo oportunidades de investigação, educação e envolvimento do público. Os bancos de sementes, por outro lado, armazenam sementes de plantas medicinais para manter a diversidade genética e garantir a disponibilidade de material de plantação para utilização futura. Iniciativas notáveis como o Millennium Seed Bank Project exemplificam a importância dos bancos de sementes na conservação da biodiversidade vegetal e no apoio aos esforços de restauração (Chen et al., 2016).

Para além dos esforços de conservação, a promoção da domesticação e da reprodução de plantas medicinais pode aumentar a sua disponibilidade e potência. Muitas plantas medicinais anteriormente selvagens podem ser cultivadas com sucesso longe dos seus habitats naturais, mantendo as suas propriedades terapêuticas. As técnicas selectivas de reprodução e propagação podem melhorar a qualidade e o rendimento destas plantas, tornando-as mais adequadas para o cultivo em grande escala. Esta abordagem não só satisfaz a procura crescente de plantas medicinais, como também alivia a pressão sobre as populações selvagens, permitindo-lhes recuperar e florescer.

Ideias finais

O capítulo examinou o papel fundamental que os vaidoos desempenham nos cuidados de saúde rurais através do seu vasto conhecimento de plantas medicinais raras. Estes curandeiros tradicionais oferecem tratamentos acessíveis e económicos, muitas vezes baseados em práticas seculares. Ao utilizar plantas disponíveis localmente com propriedades terapêuticas comprovadas, os vaidoos oferecem soluções práticas para problemas de saúde comuns nas populações rurais. Os constrangimentos económicos enfrentados por muitos aldeões tornam estes remédios à base de plantas particularmente valiosos, realçando a necessidade de preservar este conhecimento tradicional.

Para além disso, a integração de práticas médicas tradicionais e modernas apresenta oportunidades promissoras para estratégias de cuidados de saúde abrangentes. Os esforços de colaboração entre os vaidoos e os investigadores contemporâneos podem validar e melhorar a eficácia dos tratamentos tradicionais. Preservar e promover o cultivo de plantas medicinais é essencial para manter a biodiversidade e garantir a disponibilidade destes recursos naturais para as gerações futuras. A resolução dos desafios enfrentados pelos vaidoos, como a documentação e a conservação dos seus conhecimentos, é crucial para salvaguardar este património inestimável e melhorar a acessibilidade aos cuidados de saúde nas comunidades rurais.

Lista de referências

Bhosle, S.V., Ghule, V.P., Aundhe, D.J., & Jagtap, S.D. (2009). *Ethnomedical knowledge of plants used by the tribal people of Purandhar in Maharashtra, India* . *unknown* , 13, 1353-1361. https://www.researchgate.net/publication/ 285733200 Ethnomedical knowledge of plants used by the tribal people of Purandhar in M aharashtra India

Chen, S.-L., Yu, H., Luo, H.-M., Wu, Q., Li, C.-F., & Steinmetz, A. (2016, 30 de julho). *Conservação e uso sustentável de plantas medicinais: problemas, progresso e perspectivas*. Medicina Chinesa. https://doi.org/10.1186/s13020-016-0108-7

Dlamini, P. P. N., & Nokwanda, K. N. (2021). *Preservação do conhecimento medicinal tradicional: Iniciativas e técnicas em comunidades rurais em KwaZulu-Natal* . Recuperado de https:// www.researchgate.net/publication/ 348922542 Preservação da medicina tradicional l conhecimento Iniciativas e técnicas nas comunidades rurais de KwaZulu-Natal

Khandare, N. A. (2023). *Diversidade de Plantas Medicinais da Floresta de Melghat do Distrito de Amravati (MS) Índia* . Obtido em https://doi.org/10.21474/IJAR01/17717

Mudau, F. N., Chimonyo, V. G. P., Modi, A. T., & Mabhaudhi, T. (2022, 20 de janeiro). *Culturas negligenciadas e subutilizadas: Uma revisão sistemática de seu potencial como alimento e culturas medicinais à base de ervas na África do Sul*. Fronteiras em Farmacologia. https://doi.org/10..3.389/fphar.2021.809866

Nirmala, C., Shahar, B., Dolma, N., & Santosh, O. (2022, dezembro). *Prometendo plantas selvagens subutilizadas do deserto frio de Ladakh, Índia, para segurança nutricional e benefícios para a saúde.* Alimentos Aplicados Investigação. https://doi.Org/10.1016/j.afres.2022.100145

Organização Mundial da Saúde. (2023, agosto 10). *A medicina tradicional tem uma longa história de contribuição para a medicina convencional e continua a ser promissora* . Organização Mundial de Saúde. https://www.who.int/news-room/ feature-stories/detail/traditional-medicine-has-a- long-history-of-contributing-to-conventional- medicine-and-continues-to-hold-promise

Capítulo 7: Utilizações etno-veterinárias de plantas medicinais na Índia

A exploração das utilizações tradicionais e modernas das plantas medicinais nas práticas veterinárias fornece informações valiosas sobre soluções de cuidados de saúde localizados na Índia. As plantas medicinais têm sido uma pedra angular dos cuidados de saúde animal durante séculos, particularmente nas zonas rurais onde os serviços médicos convencionais podem ser inacessíveis ou demasiado caros. O conhecimento etno-veterinário que tem sido transmitido através das gerações oferece um tesouro de remédios e tratamentos práticos que podem tratar as doenças comuns dos animais. A compreensão destas técnicas ancestrais não só realça a sua relevância, como também sublinha os potenciais benefícios que elas têm para a medicina veterinária atual e futura.

Este capítulo analisa as diversas formas como as plantas medicinais são utilizadas em várias regiões da Índia, dando ênfase às aplicações tradicionais e contemporâneas. Investiga as práticas únicas em áreas como a região de Sariska, no Rajastão, onde as comunidades locais confiam em plantas específicas para tratar problemas digestivos em animais. Além disso, examina a utilização pouco frequente, mas significativa, de remédios à base de plantas para o tratamento de mordeduras de cobra, explorando as razões subjacentes a esta lacuna e sugerindo a necessidade de mais investigação. Ao documentar o conhecimento indígena e correlacioná-lo com a investigação científica, este capítulo tem como objetivo colmatar o fosso entre a sabedoria tradicional e a ciência veterinária moderna, mostrando como estes remédios à base de plantas podem ser incorporados em sistemas sustentáveis de cuidados de saúde animal.

Utilizações tradicionais de plantas medicinais na região de Sariska, Rajasthan

A região de Sariska, no Rajastão, é um rico repositório de conhecimentos tradicionais sobre a utilização medicinal das plantas, nomeadamente nas práticas veterinárias. Este subponto tem como objetivo aprofundar estas utilizações tradicionais através dos olhos dos membros da comunidade local e das suas experiências.

Os informadores locais desempenham um papel crucial na compreensão e aplicação da medicina etno-veterinária na região de Sariska. Os seus conhecimentos fornecem informações valiosas sobre quais as plantas medicinais mais eficazes. O fator de consenso dos informadores (ICF) é uma métrica essencial que mede este acordo entre os membros da comunidade relativamente à eficácia de vários remédios à base de plantas. De acordo com a investigação, os problemas digestivos como a dor de estômago, a indigestão, a dilatação do fígado, a diarreia, os vermes intestinais e os distúrbios gerais do estômago registam o valor mais elevado do FCI de 0,61, indicando um acordo substancial sobre a eficácia de certas plantas no tratamento destas doenças (Kumar et al., 2011). Por exemplo, a Citrullus colocynthis é vulgarmente utilizada para a febre e doenças gerais, apresentando um valor de utilização elevado (UV) de 0,62.

A documentação dos conhecimentos indígenas é vital para as suas potenciais aplicações futuras em medicina veterinária. Tal documentação não só serve como reconhecimento desta sabedoria tradicionalmente herdada, mas também abre caminho a novas dimensões farmacológicas. Este conhecimento acumulado pode ser inestimável para os médicos modernos que procuram integrar métodos holísticos e tradicionais nos cuidados veterinários contemporâneos. Além disso, as práticas indígenas documentadas oferecem uma oportunidade para os investigadores investigarem melhor e possivelmente validarem estes remédios através de métodos científicos.

As práticas tradicionais desempenham um papel

significativo na manutenção da saúde animal na região de Sariska. A utilização de plantas como Pedalium murex e Ziziphus nummularia para tratar a diarreia, com UVs respectivos de 0,57, demonstra o conhecimento prático incorporado nas comunidades locais. Estas práticas envolvem frequentemente receitas e técnicas de preparação antigas que foram aperfeiçoadas ao longo de gerações. O papel das mulheres na transmissão destes conhecimentos foi particularmente realçado, o que significa a sua importância na manutenção destas tradições.

A preservação do património cultural e da biodiversidade é outro aspeto fundamental deste discurso. As práticas medicinais tradicionais estão intrinsecamente ligadas à biodiversidade de uma região. Em Sariska, espécies como a Azadirachta indica, conhecida pelas suas propriedades anti-sépticas e pela sua utilização no tratamento da febre aftosa, sublinham a interligação entre a flora local e a medicina tradicional. Os esforços de conservação tornam-se assim primordiais, não só pelo seu valor ecológico, mas também pela preservação da identidade cultural e da continuidade histórica destas comunidades. A perda de biodiversidade pode significar a erosão dos conhecimentos tradicionais e a redução do acesso aos recursos naturais essenciais para as práticas de cuidados de saúde.

Os inquéritos etno-veterinários indicam que a informação partilhada entre a comunidade não é meramente anedótica, mas radica na eficácia prática. Um total de 490 informadores, incluindo homens e mulheres, foram inquiridos através de métodos como a "exposição de espécimes" e passeios na floresta, destacando quais as espécies consideradas mais úteis (Kumar et al., 2011). O envolvimento de famílias com um historial de actividades de criação de animais apoia ainda mais a fiabilidade desta informação.

A aplicação destes conhecimentos etno-veterinários oferece inúmeras vantagens, desde a relação custo-eficácia à sustentabilidade. Ao contrário dos medicamentos convencionais, que podem ter efeitos secundários e são frequentemente dispendiosos, os remédios à base de plantas são geralmente mais acessíveis e apresentam menos riscos para a saúde. Este facto torna-os particularmente apelativos para as comunidades rurais onde o acesso aos serviços veterinários modernos pode ser limitado. Além disso, a utilização sustentável destas plantas incentiva a sua conservação e cultivo, promovendo o equilíbrio ecológico.

Ao combinar os conhecimentos tradicionais com a investigação científica, o domínio da medicina veterinária pode ser significativamente enriquecido. Plantas como a Azadirachta indica não só servem fins medicinais imediatos, como também contribuem para objectivos de saúde mais amplos, como a prevenção de doenças. As metodologias de investigação modernas podem ajudar a isolar os compostos activos destas plantas, abrindo caminho a novos medicamentos que sejam simultaneamente eficazes e compatíveis com as práticas tradicionais.

A preservação do património cultural implica o reconhecimento do valor intrínseco dos sistemas de conhecimento tradicionais, que muitas vezes ultrapassam as meras utilizações medicinais e abrangem dimensões espirituais e sociais. A conservação da biodiversidade deve, portanto, ser vista como parte integrante da preservação desse legado cultural. Os esforços para documentar e validar os conhecimentos autóctones podem, assim, desempenhar um duplo papel: fazer avançar a compreensão científica e, ao mesmo tempo, honrar e manter as práticas tradicionais.

Utilização pouco frequente de plantas medicinais para o tratamento de mordeduras de cobra

A Índia, com a sua flora rica e diversificada, tem uma longa tradição de utilização de plantas medicinais para vários problemas de saúde. No entanto, a incorporação de remédios à base de plantas nas práticas de tratamento de mordeduras de cobra continua a ser surpreendentemente infrequente. Este subponto explora a subutilização de plantas medicinais no tratamento de mordeduras de cobra na Índia, examinando as razões por detrás desta lacuna e sublinhando a necessidade de mais investigação e promoção.

Apesar da riqueza de conhecimentos etnobotânicos, existe uma lacuna significativa na incorporação de remédios à base de plantas nos protocolos de tratamento da mordedura de cobra. O envenenamento por mordedura de cobra é uma emergência médica crítica que conduz a uma morbilidade e mortalidade substanciais, sobretudo nas zonas rurais onde o acesso aos cuidados médicos convencionais é limitado. Um estudo de Dey e De (2011) salienta que muitas plantas utilizadas tradicionalmente contra as mordeduras de serpentes possuem compostos farmacologicamente activos capazes de neutralizar o veneno. No entanto, estas práticas tradicionais são muitas vezes ignoradas em contextos médicos modernos, criando assim uma lacuna em tratamentos potencialmente salvadores de vidas.

Vários factores contribuem para a subutilização de plantas medicinais no tratamento de mordeduras de cobra. Uma das principais razões é a falta de validação científica exaustiva e de normalização dos antídotos à base de plantas. Embora existam provas anedóticas consideráveis, há uma escassez de ensaios clínicos rigorosos para estabelecer a eficácia e a segurança. Além disso, o domínio da medicina alopática levou à marginalização das práticas tradicionais à base de plantas. Muitos prestadores de cuidados de saúde não têm conhecimento ou são cépticos quanto ao potencial terapêutico das plantas medicinais no tratamento do envenenamento por serpentes.

Além disso, os factores socioeconómicos desempenham um papel fundamental. A indústria farmacêutica, movida por motivos de lucro, investe normalmente mais em medicamentos sintéticos e na produção de antivenenos, deixando de lado o desenvolvimento de tratamentos à base de plantas. Este preconceito industrial dificulta a exploração e a integração dos remédios à base de plantas, apesar da sua acessibilidade e preço acessível, sobretudo para as comunidades economicamente desfavorecidas. Por exemplo, a utilização de plantas específicas conhecidas pelas suas propriedades anti-veneno, como a Mucuna pruriens e a Aristolochia indica, está bem documentada, mas continua a ser pouco explorada em contextos clínicos (Tan et al., 2009).

Outro fator que contribui para esta situação é o declínio

da transferência de conhecimentos tradicionais. Com a rápida urbanização e modernização, as gerações mais jovens estão cada vez mais desligadas dos sistemas de conhecimento indígenas. Esta desconexão dificulta a continuação e o reconhecimento de práticas etnobotânicas valiosas. Há uma necessidade urgente de documentar e preservar esta sabedoria tradicional, que pode melhorar significativamente a gestão das mordeduras de cobra.

Há uma necessidade premente de continuar a investigação e a promoção de intervenções à base de plantas para o tratamento de mordeduras de cobra. É crucial realizar estudos farmacológicos e ensaios clínicos alargados para validar a eficácia e a segurança dos remédios à base de plantas. Essa investigação não só criaria credibilidade científica como também promoveria a aceitação entre os prestadores de cuidados de saúde e os doentes. As instituições e os investigadores devem dar prioridade a colaborações interdisciplinares que combinem o conhecimento etno-veterinário com a ciência biomédica moderna. Esta abordagem pode facilitar a identificação de compostos bioactivos e otimizar a dosagem e os métodos de administração, colmatando assim o fosso entre as práticas tradicionais e modernas.

Além disso, a integração de remédios tradicionais nos

cuidados de saúde gerais pode oferecer inúmeros benefícios. Os tratamentos à base de plantas são frequentemente mais acessíveis e económicos em comparação com os antivenenos convencionais, o que os torna particularmente vantajosos para as populações rurais e com baixos rendimentos. As plantas medicinais, como o Hemidesmus indicus e o Andrographis paniculata, têm alegadamente propriedades que neutralizam as toxinas presentes no veneno das serpentes, constituindo uma alternativa promissora às dispendiosas terapias antiveneno. Além disso, os tratamentos à base de plantas tendem a ter menos efeitos adversos, uma vez que são geralmente bem tolerados pelo corpo humano.

Os benefícios potenciais vão para além dos cuidados de saúde individuais. A promoção da utilização de plantas medicinais no tratamento de mordeduras de serpentes pode contribuir para a conservação da biodiversidade. O reconhecimento do valor da flora autóctone em aplicações médicas pode impulsionar os esforços para proteger estas espécies e os seus habitats naturais da degradação ambiental. Além disso, o cultivo de plantas medicinais para fins terapêuticos pode estimular as economias locais, proporcionando oportunidades de subsistência às comunidades rurais envolvidas em práticas de cura tradicionais.

Os esforços para integrar os medicamentos à base de plantas nos cuidados de saúde gerais exigem uma ação concertada de várias partes interessadas, incluindo agências governamentais, instituições de investigação e prestadores de cuidados de saúde. Os quadros políticos que apoiam a validação e a normalização dos medicamentos à base de plantas são essenciais. Os governos devem atribuir fundos para a investigação no domínio da medicina tradicional e criar programas de sensibilização que salientem a eficácia dos tratamentos à base de plantas. A formação dos profissionais de saúde para reconhecerem e incorporarem remédios tradicionais eficazes pode melhorar os resultados dos doentes e a saúde pública em geral.

Desenvolvimento de cocktails de ervas para combater o veneno de serpentes

O potencial dos cocktails de ervas feitos a partir de extractos de plantas medicinais para combater o veneno de serpentes é muito promissor, sobretudo em regiões como a Índia, onde a incidência de mordeduras de serpentes venenosas é elevada. A investigação salienta a eficácia promissora da combinação de vários compostos vegetais para criar antídotos para as mordeduras de cobras venenosas. Por exemplo, uma formulação poliherbácea que inclui Aerva bracteolata Lam., Tamarindus indica (Burm.f.) Merrill e Leucas aspera S. mostrou efeitos de neutralização sobre o veneno da cobra e da víbora de Russell (Vasudev et al., 2021). Os resultados deste estudo ilustram como uma mistura inovadora de diferentes extractos de plantas pode atuar sinergicamente contra múltiplos componentes do veneno.

Ao centrarem-se nas propriedades únicas destas plantas medicinais, os investigadores puderam explorar novas vias para o desenvolvimento de antídotos naturais. Estas combinações baseiam-se no princípio de que diferentes plantas possuem diversos compostos bioactivos que podem interferir com várias facetas da toxicidade do veneno. Por exemplo, certas plantas podem conter enzimas que degradam as proteínas do veneno, enquanto outras possuem propriedades antioxidantes que atenuam os danos nos tecidos. Estas acções multifacetadas contribuem para a eficácia global dos cocktails de ervas.

Uma vantagem dos antídotos à base de plantas em relação às terapias anti-veneno convencionais é o seu potencial para causar menos efeitos secundários. Os antivenenos tradicionais, derivados de animais hiperimunizados imunogenicamente, podem por vezes provocar reacções alérgicas e doença do soro nos doentes. Por outro lado, os remédios à base de plantas apresentam geralmente um perfil de risco mais baixo devido à sua origem natural. Além disso, muitas plantas medicinais utilizadas nas práticas etno-veterinárias têm sido historicamente consumidas como alimento ou medicamento, demonstrando a sua segurança durante longos períodos de tempo. Esta utilização histórica fornece uma base para uma maior exploração e confiança na sua integração nos paradigmas de tratamento modernos.

Além disso, a relação custo-eficácia dos remédios à base de plantas apresenta outro benefício substancial. Os antivenenos convencionais são caros de produzir e manter, o que os torna menos acessíveis às comunidades rurais e empobrecidas que deles mais necessitam. Em contrapartida, as plantas medicinais estão frequentemente disponíveis a nível local e podem ser cultivadas ou colhidas de forma sustentável. A sua integração nos sistemas de saúde poderia melhorar o acesso a tratamentos eficazes contra a mordedura de cobra, especialmente em zonas economicamente desfavorecidas.

O desenvolvimento de antídotos seguros e eficazes à base de plantas envolve várias etapas. Em primeiro lugar, é crucial identificar e selecionar espécies de plantas adequadas com propriedades antivenenosas conhecidas. A investigação em fitoquímica ajuda a isolar e a caraterizar os compostos activos destas plantas. Estudos como os realizados por Vasudev et al. (2021) já abriram caminho, demonstrando o potencial de formulações específicas de ervas para neutralizar eficazmente as toxinas do veneno. Estes resultados preliminares oferecem uma base para uma investigação mais alargada.

A etapa seguinte implica a realização de testes rigorosos in vivo e in vitro para determinar as dosagens e os métodos de administração ideais. A normalização destas formulações garante a consistência e a fiabilidade dos seus efeitos terapêuticos. Os modelos animais desempenham um papel vital na compreensão da farmacocinética e da farmacodinâmica destas misturas de plantas. Uma vez estabelecida a segurança e a eficácia em estudos pré-clínicos, torna-se imperativo efetuar ensaios clínicos com seres humanos. A validação clínica permitirá verificar a exequibilidade e a eficácia destes tratamentos em situações reais, fazendo a ponte entre os conhecimentos tradicionais e as abordagens científicas contemporâneas.

Outra abordagem inovadora centra-se em formulações sinérgicas que exploram o poder combinado de vários extractos de plantas. A sinergia entre diferentes ervas pode aumentar o efeito terapêutico global, ultrapassando frequentemente os benefícios obtidos quando cada planta é utilizada individualmente. Esta sinergia pode ser particularmente útil para combater vários mecanismos de toxicidade do veneno, incluindo a neurotoxicidade, a hemotoxicidade e a miotoxicidade. Por exemplo, a combinação de plantas com inibidores de proteases, antioxidantes e propriedades anti-inflamatórias aborda múltiplas vias afectadas pelo veneno, conduzindo a uma proteção mais abrangente.

O processo de introdução destes antídotos à base de plantas na corrente dominante também requer a resolução de desafios regulamentares e de normalização. O estabelecimento de medidas de controlo de qualidade é vital para garantir a segurança e a eficácia destes produtos naturais. Devem ser desenvolvidas diretrizes sobre métodos de cultivo, colheita e processamento para manter a integridade dos compostos activos. Além disso, o estabelecimento de protocolos de garantia de qualidade para o produto final que estejam em conformidade com as normas farmacêuticas ajudará a obter a aceitação dos médicos e dos organismos reguladores.

As iniciativas de educação e formação podem promover ainda mais a adoção de antídotos à base de plantas. Dotar os prestadores de cuidados de saúde de conhecimentos sobre a preparação, aplicação e potenciais benefícios destes remédios naturais pode facilitar a sua integração nas práticas médicas existentes. A colaboração entre etnobotânicos, farmacologistas e clínicos é essencial para promover uma abordagem multidisciplinar ao tratamento das mordeduras de cobra.

Além disso, a promoção do envolvimento da comunidade no cultivo e utilização de plantas medicinais pode aumentar a resiliência dos cuidados de saúde locais. Dotar as populações locais de conhecimentos e competências para utilizar eficazmente estes antídotos à base de plantas pode conduzir a práticas de cuidados de saúde sustentáveis e auto-suficientes. Esta abordagem não só preserva o conhecimento indígena como também apoia a conservação da biodiversidade.

Concentração de oligoelementos em plantas medicinais de zonas húmidas

A investigação da concentração de oligoelementos e dos seus factores de transferência nas plantas medicinais que crescem nas zonas húmidas de Kerala oferece informações significativas sobre a bioacumulação de elementos essenciais e potencialmente nocivos. A compreensão dos processos de bioacumulação é crucial porque ajuda a esclarecer como estes elementos são absorvidos, transportados e concentrados nos tecidos das plantas. As plantas medicinais das zonas húmidas são particularmente susceptíveis a este fenómeno devido às condições hidrológicas e ecológicas únicas destes ecossistemas.

As zonas húmidas, caracterizadas pela sua riqueza em matéria orgânica e teor de nutrientes, servem simultaneamente de santuário para uma flora diversificada e de reservatório para poluentes ambientais, incluindo oligoelementos. As actividades antropogénicas conduziram a um aumento dos níveis de poluição nas últimas décadas, com um impacto significativo na qualidade do solo e da água (Vinodkumar et al., 2023). Os oligoelementos como o cobalto (Co), o ferro (Fe), o magnésio (Mg), o cobre (Cu), o zinco (Zn), o cádmio (Cd), o mercúrio (Hg), o níquel (Ni), o arsénio (As) e o chumbo (Pb) podem ser tóxicos mesmo em baixas concentrações. Quando estes elementos entram nos tecidos vivos, são metabolizados e acumulados, constituindo um risco tanto para a flora como para a fauna (Jithina et al., 2023).

No estudo efectuado na região de Payyanur, em Kerala, foi analisada a concentração de oligoelementos no solo e nas plantas medicinais. Os dados revelaram variações significativas nas concentrações de oligoelementos entre diferentes espécies de plantas. Por exemplo, foram encontradas concentrações mais elevadas de Hg e As em Clerodendrum viscosum, enquanto Psidium guajava apresentou níveis elevados de Cd e Pb. Estes resultados sugerem que algumas plantas têm uma maior capacidade de absorção de certos oligoelementos, o que pode ser atribuído à presença abundante destes contaminantes nas zonas húmidas e à capacidade individual da planta para os absorver e concentrar (Vinodkumar et al., 2023).

Os conhecimentos sobre a qualidade e a segurança dos medicamentos à base de plantas provenientes de ecossistemas de zonas húmidas são fundamentais para garantir a saúde pública. Os remédios à base de plantas são muitas vezes vistos como alternativas seguras aos medicamentos convencionais; no entanto, podem representar graves riscos para a saúde se estiverem contaminados com oligoelementos tóxicos. A ingestão de plantas com elevados níveis de metais tóxicos pode levar a graves problemas de saúde, incluindo a falência de órgãos e a morte. Por conseguinte, compreender a concentração e a distribuição destes elementos nas plantas medicinais é vital para avaliar a segurança e a eficácia destes produtos à base de plantas (Jithina et al., 2023).

As implicações para a saúde humana e animal decorrentes do consumo destas plantas são de grande alcance. Os oligoelementos, quando presentes em concentrações mais elevadas, podem induzir a formação de radicais livres e de espécies reactivas de oxigénio nas células vegetais. Este stress oxidativo pode comprometer as propriedades medicinais das plantas e torná-las perigosas para consumo. É necessária uma monitorização regular e medidas rigorosas de controlo de qualidade para garantir que as plantas medicinais das zonas húmidas são seguras para utilização em aplicações etno-veterinárias e na medicina humana (Vinodkumar et al., 2023).

Os factores ambientais que afectam a concentração de oligoelementos nas plantas medicinais incluem a composição do solo, a qualidade da água e a proximidade de fontes de contaminação. As zonas húmidas funcionam frequentemente como sumidouros de vários poluentes, que se depositam devido ao movimento lento ou à estagnação das águas. A geologia local, as actividades industriais e as práticas agrícolas podem também influenciar os níveis de oligoelementos nestes ecossistemas. Por exemplo, a acumulação de metais pesados pode depender de espécies vegetais específicas, o que realça a necessidade de monitorização ambiental regular e de avaliação de amostras de solo e de plantas para mitigar riscos potenciais (Jithina et al., 2023).

Além disso, a biodisponibilidade dos oligoelementos no solo, a sua mobilidade e a sua subsequente absorção pelas plantas podem variar substancialmente. Factores como o pH, o teor de matéria orgânica e a presença de outros iões concorrentes desempenham um papel fundamental na determinação da facilidade com que estes elementos são absorvidos pelas raízes das plantas. Estudos mostram que certas plantas, conhecidas como hiperacumuladoras, podem prosperar em ambientes contaminados, sequestrando grandes quantidades de metais nos seus tecidos, limpando assim os solos poluídos (Vinodkumar et al., 2023).

É imperativo considerar os impactos ecológicos mais vastos da contaminação por oligoelementos. A translocação destes elementos através de diferentes níveis tróficos da cadeia alimentar pode perturbar todo o ecossistema. Por exemplo, quando as plantas medicinais que contêm elevadas concentrações de oligoelementos são consumidas por herbívoros, estes contaminantes podem biomagnificar-se, conduzindo a concentrações ainda mais elevadas nos animais predadores. Este efeito em cascata apresenta riscos a longo prazo para a biodiversidade e a estabilidade dos ecossistemas (Jithina et al., 2023).

Para enfrentar estes desafios, é essencial uma

investigação interdisciplinar que combine botânica, ciências ambientais e toxicologia. Utilizando técnicas analíticas avançadas, como a espetrometria de massa com plasma indutivamente acoplado (ICP-MS), os investigadores podem quantificar com precisão as concentrações de elementos vestigiais em amostras de solo e plantas. Esses dados podem servir de base a diretrizes para práticas de cultivo seguras, especialmente em regiões propensas à poluição. Além disso, a promoção de estratégias de fitorremediação usando espécies de plantas específicas que podem efetivamente remover ou estabilizar contaminantes pode ajudar a restaurar ecossistemas de zonas húmidas degradadas (Vinodkumar et al., 2023).

importância de estabelecer uma ponte entre os conhecimentos tradicionais e os cuidados de saúde modernos

Na Índia, a utilização de plantas medicinais para fins veterinários é uma prática que remonta a séculos. As comunidades indígenas possuem um vasto conhecimento destas plantas, transmitido ao longo de gerações, que desempenha um papel fundamental nos cuidados de saúde dos animais. Este conhecimento tradicional profundamente enraizado constitui a base das práticas etno-veterinárias e realça a importância de compreender e preservar estas técnicas antigas.

As práticas etno-veterinárias não são meras relíquias do passado; têm uma relevância significativa na ciência médica contemporânea. Estas práticas envolvem frequentemente a utilização de plantas disponíveis localmente para tratar várias doenças dos animais. Por exemplo, as folhas de neem (Azadirachta indica) são utilizadas pelas suas propriedades antifúngicas e antibacterianas, enquanto a curcuma (Curcuma longa) é utilizada pelos seus efeitos anti-inflamatórios. Estas práticas sublinham o potencial das plantas medicinais para resolver problemas de saúde de uma forma natural e sustentável.

Apesar do profundo conhecimento tradicional detido pelas comunidades indígenas, continua a existir um fosso substancial entre estas práticas e os sistemas de saúde modernos. Para colmatar este fosso, é necessário reconhecer o valor científico dos remédios tradicionais e integrá-los na prática veterinária contemporânea. A investigação em colaboração desempenha um papel crucial neste processo de integração. Ao trabalharem em conjunto, os curandeiros tradicionais e os cientistas modernos podem validar a eficácia dos medicamentos à base de plantas através de métodos científicos rigorosos. Esta validação não só aumenta a credibilidade das práticas tradicionais como também garante a sua aplicação segura em contextos modernos.

Um dos principais desafios na integração dos medicamentos tradicionais à base de plantas nas práticas modernas de cuidados de saúde é a falta de provas científicas. Muitos remédios tradicionais têm sido utilizados durante séculos com base no sucesso anedótico e no consenso da comunidade. No entanto, sem validação científica, é difícil que estas práticas sejam aceites nos cuidados de saúde correntes. Os projectos de investigação em colaboração que envolvem etnobotânicos, farmacologistas e veterinários podem fornecer as provas necessárias para apoiar a eficácia destes remédios. Os estudos que isolam e avaliam os compostos bioactivos das plantas medicinais podem ajudar a identificar o seu potencial terapêutico. Por exemplo, a investigação sobre os compostos farmacologicamente activos da medicina ayurvédica já mostrou resultados promissores (Yuan et al., 2016).

A promoção da integração de práticas benéficas à base de plantas nos actuais sistemas de saúde envolve várias etapas. Em primeiro lugar, deve haver um esforço para documentar e preservar o conhecimento tradicional. Este pode depois ser associado a metodologias científicas modernas para garantir a segurança e a eficácia destas práticas. As iniciativas do governo indiano para regulamentar e promover a Ayurveda ilustram um modelo bem sucedido de integração da medicina tradicional num quadro formal de cuidados de saúde. Com mais de 400 000 praticantes registados, os esforços educativos, as normas de qualidade e o reconhecimento oficial da Ayurveda sublinham o potencial de modelos semelhantes nas práticas etno-veterinárias (Gupta et al., 2023).

Além disso, os programas de ensino e formação dos profissionais de saúde modernos deveriam incluir módulos sobre medicamentos tradicionais. Isto promoveria uma abordagem mais holística dos cuidados veterinários, permitindo aos profissionais escolher entre um leque mais alargado de tratamentos. Além disso, a criação de fóruns para o intercâmbio de conhecimentos entre os curandeiros tradicionais e os médicos modernos pode facilitar a aprendizagem e o respeito mútuos. A colaboração ética é fundamental, garantindo que as comunidades tradicionais beneficiem da exploração comercial e terapêutica dos seus conhecimentos.

Uma área exemplar onde os remédios tradicionais à base de plantas estão a fazer progressos significativos é no tratamento de infecções parasitárias no gado. Plantas como a Leucas aspera e a Calotropis procera têm sido tradicionalmente utilizadas para tratar parasitas gastrointestinais em bovinos e caprinos. Estudos científicos confirmaram as propriedades antiparasitárias destas plantas, estabelecendo uma ponte entre o conhecimento tradicional e a ciência veterinária moderna. Ao validar estas práticas, os investigadores estão a abrir caminho a tratamentos mais seguros e eficazes para as infecções parasitárias, sem dependerem exclusivamente de medicamentos sintéticos.

A integração de remédios tradicionais à base de plantas nos sistemas de saúde modernos também oferece benefícios económicos. Muitas comunidades rurais e indígenas dependem do gado para a sua subsistência. O custo dos medicamentos veterinários convencionais pode ser proibitivo para estas comunidades, ao passo que as plantas medicinais locais oferecem uma alternativa mais económica. Ao promover a utilização de remédios à base de plantas validados, podemos aumentar a resistência destas comunidades contra as crises de saúde animal, contribuindo, em última análise, para o desenvolvimento sustentável.

Para além dos benefícios económicos, a utilização de medicamentos à base de plantas contribui para a sustentabilidade ambiental. A produção farmacêutica envolve frequentemente processos que podem prejudicar o ambiente, incluindo a produção de resíduos químicos e a dependência de recursos não renováveis. Em contrapartida, o cultivo e a utilização de plantas medicinais têm normalmente uma pegada ecológica menor. A promoção de práticas sustentáveis de colheita e cultivo pode aumentar ainda mais este benefício, assegurando a conservação da biodiversidade vegetal e satisfazendo simultaneamente as necessidades dos cuidados de saúde.

É necessário estabelecer quadros regulamentares para supervisionar a utilização de medicamentos à base de plantas nas práticas veterinárias. Garantir a qualidade e a segurança destes produtos é essencial para a sua aceitação nos sistemas de saúde tradicionais. Os organismos reguladores podem trabalhar com os profissionais tradicionais para desenvolver normas e diretrizes que respeitem as práticas culturais e salvaguardem a saúde pública. Os sistemas de certificação como o FairWild, que promovem a colheita sustentável e o comércio justo de plantas colhidas na natureza, podem servir de modelo para a regulamentação das plantas medicinais utilizadas na medicina veterinária.

A colaboração global e a partilha de conhecimentos são também vitais para a integração de práticas tradicionais e modernas. As organizações internacionais, as redes de investigação e as conferências podem facilitar o intercâmbio das melhores práticas e dos resultados da investigação. Ao criar uma rede global de partes interessadas, desde os curandeiros tradicionais aos cientistas modernos, podemos acelerar o progresso na validação e adoção de remédios à base de plantas. Esta cooperação pode ajudar a ultrapassar as barreiras linguísticas, as diferenças culturais e os desafios geopolíticos, promovendo uma abordagem mais inclusiva dos cuidados de saúde.

Reflexões finais

Este capítulo explorou as utilizações tradicionais e modernas de plantas medicinais em práticas veterinárias, centrando-se especificamente na Índia. Aprofundou o rico repositório de conhecimento indígena encontrado em regiões como Sariska, Rajasthan, onde os informadores locais fornecem informações críticas sobre remédios eficazes à base de plantas para problemas de saúde animal. Ao documentar estas práticas tradicionais, podemos abrir caminho à sua integração nos cuidados veterinários modernos, preservando assim um valioso património cultural e reforçando simultaneamente as abordagens médicas contemporâneas.

O debate salientou também os desafios e as oportunidades da incorporação de tratamentos à base de plantas nos cuidados de saúde correntes. Foram examinados factores como a necessidade de validação científica, considerações socioeconómicas e a conservação da biodiversidade. Com a investigação em colaboração e os esforços interdisciplinares, é possível colmatar o fosso entre a sabedoria tradicional e a ciência moderna, oferecendo soluções sustentáveis e económicas para a medicina veterinária. Esta integração pode beneficiar as comunidades rurais, proporcionando opções de cuidados de saúde acessíveis e promovendo simultaneamente a sustentabilidade ambiental.

Lista de referências

Dey, A., & De, J. (2011, 5 de outubro). *Uso tradicional de plantas contra picada de cobra no subcontinente indiano: A Review of the Recent Literature* . Revista Africana de Medicamentos Tradicionais, Complementares e
Medicinas alternativas. https://doi.org/10.4314/ajtcam.v9i1.20

Gupta, S., Yadav, M. K., Thangamani, D., C. S. Vidhya, & Rajamony, V. (2023). *Medicamentos à base de plantas: Bridging Traditional Knowledge with Modern Pharmacology* . *Biochemical and Cellular Archives* , 23(1), 1577-1582. https://doi.org/10.51470/bca.2023.23.S1.1577

Oliveira, A. L., Viegas, M. F., da Silva, S. L., Soares, A. M., Ramos, M. J., & Fernandes, P. A. (2022, junho 10). *A Química do Veneno de Cobra e seu Potencial Medicinal* . Nature Reviews Chemistry. https://doi.org/10.1038/s41.570-022-00393-7

Shopo, B., Mapaya, R. J., & Maroyi, A. (2022, setembro). *Estudo etnobotânico de plantas medicinais tradicionalmente utilizadas no distrito de Gokwe South, Zimbabué* . South African Journal of Botany. https://doi.Org/10.1016/j.sajb.2022.05.052

Tan, N. H., Fung, S. Y., Sim, S. M., Marinello, E., Guerranti, R., & Aguiyi, J. C. (2009, junho). *O efeito protetor das sementes de Mucuna pruriens contra o envenenamento por veneno de cobra.* Journal of Ethnopharmacology. https://doi.org/10.1016/j.jep.2009.03.025

Upadhyay, B., Singh, K. P., & Kumar, A. (2011). *Usos etno-veterinários e fator de consenso dos informadores de plantas medicinais da região de Sariska, Rajasthan, Índia. Journal of Ethnopharmacology* , 133(1), 14-25. https://doi.org/10.1016/jjep.2010.08.054

Vinodkumar, T., Jithina, M., Vineethkumar, V., Vaishnav Raj, K., Sreejesh, P. S., Vishnu, C. V., Jose, A.,

& Prakash, V. (2023, 10 de outubro). *Determinação da concentração de elementos vestigiais e do fator de transferência em plantas medicinais que crescem nas zonas húmidas da região de Payyanur, Kerala, Índia.* Materiais Hoje: Proceedings. https://doi.org/ 10.1016/j.matpr.2023.10.043

Vasudev, S., More, V. S., Ananthraju, K. S., & More, S. S. (2021, julho). *Potencial do coquetel de ervas de extratos de plantas medicinais contra os "quatro grandes" venenos de cobra da Índia.* Jornal de Ayurveda e Medicina Integrativa. https://doi.org/10.1016/ j.jaim.2021.04.006

Vinodkumar, T., Jithina, M., Vineethkumar, V., Raj, K . V., & Prakash, V. (2023). *Determinação da concentração de elementos vestigiais e do fator de transferência em plantas medicinais que crescem nas zonas húmidas da região de Payyanur, Kerala, Índia. Materiais Hoje: Proceedings* , 10(10), 10.1016/j.matpr. 2023.10.043. https://doi.org/10.1016/j.matpr. 2023.10.043

Yuan, H., Ma, Q., Ye, L., & Piao, G. (2016, 29 de abril). *A Medicina Tradicional e a Medicina Moderna a partir de*

Produtos Naturais. Moléculas. https://doi.org/10..3390/molecules21050559

Conclusão

Ao longo deste livro, mergulhámos no intrincado mundo das plantas medicinais, examinando as suas propriedades e a diversidade de doenças que podem tratar. A compreensão destes remédios naturais é crucial, não só pelo seu potencial terapêutico, mas também pela sua abordagem holística à saúde e ao bem-estar. Esta conclusão sintetiza a nossa exploração de várias plantas medicinais e as suas aplicações, fornecendo uma visão abrangente das suas capacidades no tratamento de diferentes condições de saúde.

As plantas medicinais têm sido parte integrante da história da humanidade, servindo como fonte primária de medicamentos durante séculos. São activos valiosos na prática médica moderna devido à combinação do conhecimento tradicional com a investigação científica contemporânea que apoia a sua eficácia. Uma das principais vantagens das plantas medicinais é a sua ação multifacetada, que frequentemente visa várias vias fisiológicas, oferecendo uma abordagem sistémica à cura.

Por exemplo, plantas como a equinácea são conhecidas pelas suas propriedades de reforço do sistema imunitário. Estudos demonstraram que a equinácea pode melhorar o funcionamento do sistema imunitário, tornando-a eficaz na prevenção e tratamento de constipações comuns e outras infecções respiratórias. Do mesmo modo, o alho, com as suas propriedades antimicrobianas e anti-inflamatórias, tem sido amplamente utilizado para combater infecções e melhorar a saúde cardiovascular. Estes exemplos sublinham o potencial das plantas medicinais para proporcionar benefícios de saúde de largo espetro.

No domínio das doenças crónicas, as plantas medicinais oferecem alternativas promissoras ou terapias complementares aos tratamentos convencionais. A curcuma, rica em curcumina, ganhou reconhecimento pelos seus potentes efeitos anti-inflamatórios e antioxidantes. Tem demonstrado eficácia no tratamento de doenças como a artrite, a doença inflamatória intestinal e até doenças neurodegenerativas como a doença de Alzheimer. O potencial terapêutico da curcuma realça a importância de integrar estas plantas nos regimes de tratamento para a gestão da saúde a longo prazo.

Outro exemplo notável é o Ginseng, uma planta venerada pelas suas propriedades adaptogénicas, que ajudam o corpo a resistir ao stress e a manter a homeostase. O ginseng foi estudado pela sua capacidade de melhorar a resistência física, a função cognitiva e a vitalidade geral. O seu papel na atenuação dos efeitos do stress e no aumento dos níveis de energia torna-o uma adição valiosa ao arsenal terapêutico para pacientes que lidam com fadiga crónica e distúrbios relacionados com o stress.

Os benefícios cardiovasculares das plantas medicinais não podem ser subestimados. O espinheiro, por exemplo, tem sido tradicionalmente utilizado para apoiar a saúde do coração. A investigação moderna corrobora a sua eficácia na melhoria do fluxo sanguíneo, na redução da tensão arterial e no reforço do músculo cardíaco. A integração do Hawthorn nos planos de tratamento cardiovascular poderia potencialmente reduzir a dependência de drogas sintéticas e os seus efeitos secundários associados.

As plantas medicinais também desempenham um papel crucial no tratamento de distúrbios metabólicos. O feno-grego, conhecido pelas suas propriedades hipoglicémicas, tem sido utilizado para controlar a diabetes, regulando os níveis de açúcar no sangue. Estudos clínicos sugerem que as sementes de feno-grego podem melhorar a sensibilidade à insulina e baixar a glicemia em jejum, tornando-o um componente eficaz dos protocolos de controlo da diabetes. Além disso, os efeitos de redução do colesterol da casca de Psyllium demonstram a capacidade das intervenções à base de plantas na gestão dos perfis lipídicos e na promoção da saúde metabólica.

A saúde mental, uma preocupação crescente na sociedade moderna, também pode beneficiar das propriedades terapêuticas das plantas medicinais. O hipericão foi amplamente investigado pelos seus efeitos antidepressivos. Ao modular a atividade dos neurotransmissores, pode aliviar os sintomas da depressão ligeira a moderada com menos efeitos secundários do que os antidepressivos convencionais. Do mesmo modo, a alfazema, com as suas propriedades ansiolíticas, tem sido utilizada para tratar perturbações de ansiedade e promover o relaxamento, demonstrando o potencial das terapias à base de plantas nos cuidados de saúde mental.

As propriedades anti-cancerígenas de certas plantas medicinais abrem novas vias para os tratamentos oncológicos. Plantas como a Artemisia annua, que contém artemisinina, demonstraram actividades antimaláricas e anticancerígenas significativas. A investigação indica que a artemisinina e os seus derivados podem visar seletivamente as células cancerosas, oferecendo uma nova abordagem à terapia do cancro. Este facto realça a importância de uma investigação contínua sobre o potencial anticancerígeno das plantas medicinais e a sua integração nas práticas convencionais de oncologia.

As doenças infecciosas continuam a ser um desafio global e as plantas medicinais têm demonstrado um potencial notável no combate a vários agentes patogénicos. O Neem, por exemplo, demonstrou ter propriedades antivirais, antibacterianas e antifúngicas. A sua aplicação no tratamento de infecções vai desde doenças de pele a infecções sistémicas, sublinhando a sua versatilidade como agente antimicrobiano natural.

Além disso, as propriedades analgésicas de plantas como a casca do salgueiro, que contém salicina, realçam o seu papel no controlo da dor. A salicina, um precursor da aspirina, permite aliviar a dor sem os efeitos secundários gastrointestinais associados aos analgésicos sintéticos. Este facto realça o potencial das plantas medicinais para fornecerem alternativas mais seguras aos medicamentos sintéticos para a dor.

O sistema gastrointestinal também beneficia significativamente das plantas medicinais. A hortelã-pimenta, conhecida pelas suas propriedades antiespasmódicas, tem sido utilizada para aliviar os sintomas da síndrome do intestino irritável (SII) e outras perturbações digestivas. A sua capacidade de relaxar os músculos lisos e reduzir o desconforto gastrointestinal realça o potencial terapêutico das plantas medicinais em gastroenterologia.

Para concluir, é essencial reconhecer a necessidade permanente de investigação científica rigorosa para validar e alargar a nossa compreensão das plantas medicinais. Embora o conhecimento tradicional forneça uma base valiosa, a investigação baseada em provas garante a segurança e a eficácia destes remédios naturais na prática médica moderna. A colaboração interdisciplinar entre botânicos, farmacologistas e profissionais de saúde é crucial para desbloquear todo o potencial das plantas medicinais.

Em resumo, as plantas medicinais oferecem uma vasta gama de benefícios terapêuticos em vários domínios médicos, desde doenças infecciosas e doenças crónicas até à saúde mental e perturbações metabólicas. A sua capacidade de proporcionar opções de tratamento holísticas e multifacetadas torna-as indispensáveis na busca de uma saúde e bem-estar óptimos. À medida que continuamos a explorar e a aproveitar o poder das plantas medicinais, abrimos caminho para abordagens inovadoras e sustentáveis dos cuidados de saúde que honram tanto a tradição como o avanço científico.

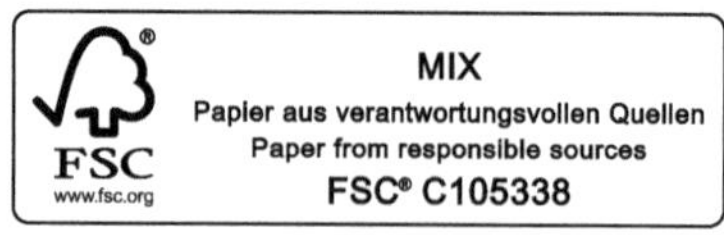

Printed by Books on Demand GmbH, Norderstedt / Germany